岩波科学ライブラリー 235

エボラ出血熱と エマージングウイルス

山内一也

岩波書店

はじめに

西アフリカで発生したエボラ出血熱は過去に例を見ない広がりを見せており、世界各国がその対策に追われている。エボラという言葉は、九〇パーセントに達する致死率とか、大ベストセラーになったノンフィクション『ホット・ゾーン』に描写された病気のすさまじさから、ほかの病気とは異なる特別のものと受け止められている。エボラはどこから来たのか、なぜ高い致死率をしめすのか、空気感染は起こさないのか、日本は大丈夫なのか、といったさまざまな疑問が投げかけられている。

これまでにエボラ出血熱の発生は二〇回を超えている。エボラ出血熱の発生の歴史を振り返ると、今回のような大流行は決して予想外のものではないことがうかがえる。エボラウイルスが毒力を増したのではなく、ウイルスの伝播に適した環境が生まれてきたためである。現代社会の進展とそれに伴って生じたひずみがウイルスを広げているのである。

エボラウイルスの仲間であるマールブルグウイルスが最初に出現したのは、一九六七年である。その時から私はマールブルグ病やエボラ出血熱の対策にかかわり、これらエマージング感染症と原因ウイルスの科学的側面や問題点をいくつかの著作で紹介してきた。西アフリカでの流行に対する社会の反応では、科学的に正しい認識に欠けている事例をしばしば見受ける。半世紀の間には、多くのウイルスハンターや医師たちのエボラとの戦いが繰り広げられた。一方で、急速に進展したウイルス学でエボラウイルスの性状も明らかになってきた。本書では、私自身の経験も含めて、ウイルス専門家の立場からエボラをめぐるドラマと研究の展開を紹介し、エボラについての正しい理解の一端になることを願っている。

目　次

はじめに
プロローグ――新しい感染症の時代の到来 …… 1
1 マールブルグ病 …… 13
2 ラッサ熱 …… 25
3 エボラ出血熱 …… 33
4 エボラ2014 …… 65
5 エボラウイルスをめぐる問題 …… 79
6 エボラの治療と予防 …… 87
7 エボラと日本 …… 99
おわりに
参考文献

アフリカにおけるエボラ出血熱の発生分布 1976-2014

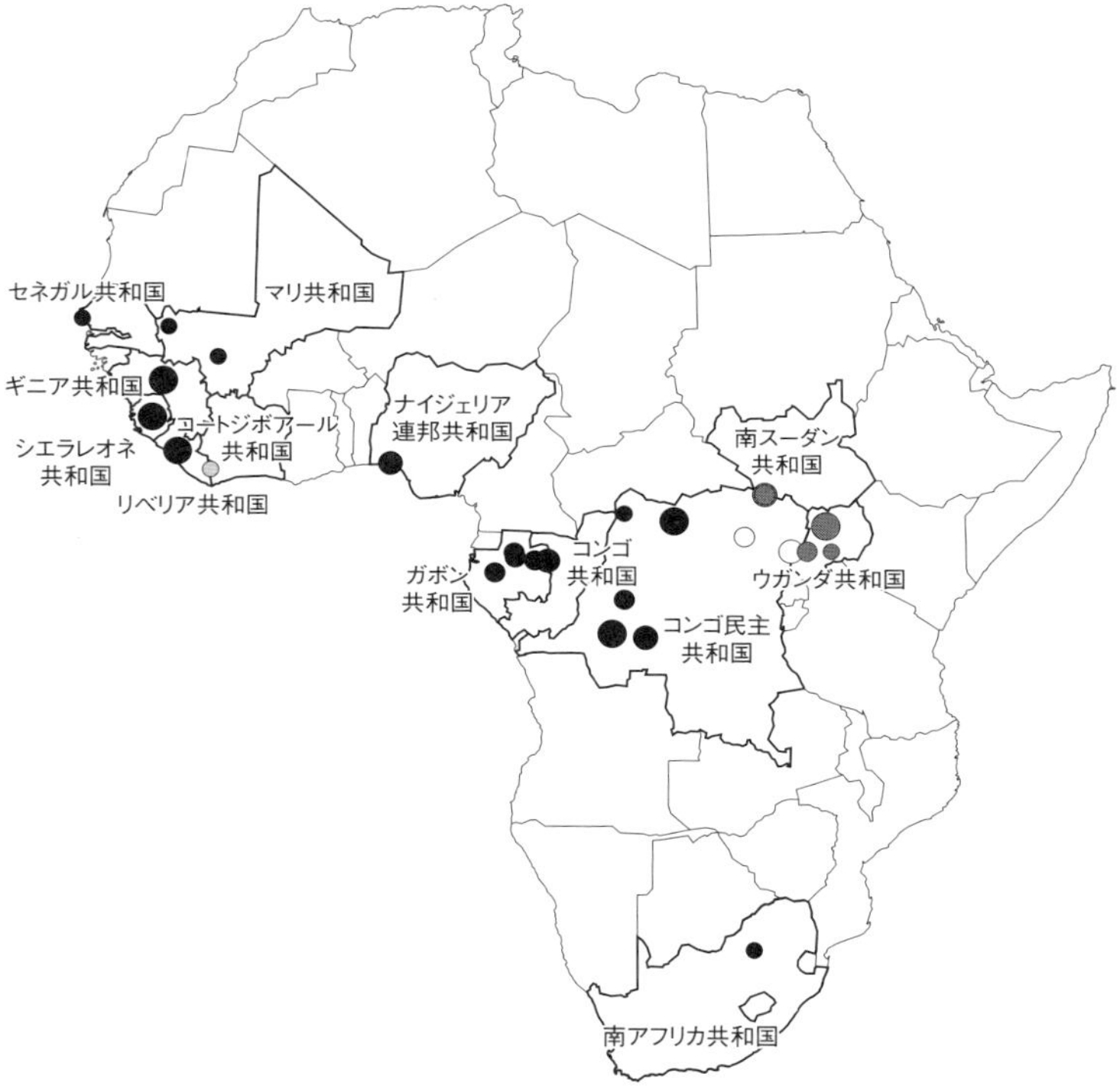

出典：E. Ervin, CDC/VSPB, 2014

エボラウイルスの種類別の患者数

エボラウイルスの種類	患者数
● ザイール・ウイルス	○ 1-10
● スーダン・ウイルス	○ 11-100
● コートジボアール・ウイルス	○ 101-300
○ ブンディブジョ・ウイルス	○ 301 人以上

プロローグ——新しい感染症の時代の到来

一九六七年八月、国立予防衛生研究所（予研：現・国立感染症研究所）の私たちの許に驚くべきニュースがもたらされた。西ドイツ（当時）でサルから感染したと思われる致死的な出血熱が突然発生したというものである。マールブルグにあるベーリング・ヴェルケ社で最初の患者が出て、ついでフランクフルトの国立パウル・エールリッヒ研究所で発生し、すでに数名が死亡しており、感染源はアフリカのウガンダから輸入したミドリザルと考えられると述べられていた。続けて九月五日付けでサルの輸入業者に送られてきた手紙はさらに深刻な内容だった。感染源となったミドリザルはウガンダのエンテベの業者が取り扱ったもので、同じ業者は日本にも七月と八月に五〇〇頭のミドリザルを輸出しているので、これらのサルを受け取った日本の研究所で病気は発生していないか知らせて欲しいと言ってきたのである。

この二つの研究所はポリオワクチンの製造と検定を行っていた。そのため、一九六〇年代初めから多数のミドリザルがアフリカから輸入されており、ベーリング・ヴェルケ社では毎週一〇〇頭、パウル・エールリッヒ研究所では一週おきに約二〇頭を輸入していた。

私はその二年前、予研に新設された麻疹ウイルス部に移ってきていた。麻疹ワクチンの検定と研究には麻疹ウイルスに感受性を持つ唯一の動物であるサルの使用が不可欠である。予研では、ほかにポリオワクチンの検定も行われており、年間に一〇〇〇頭以上のサルを輸入していた。これらのサルはすべて野生のものであり、人に対して危険な病原体を持っているおそれがある。とくにBウイルスと呼ばれるヘルペスウイルス[*1]は東南アジアのサルの多くが無症状のまま感染していて、それに人が感染すると七〇パーセントもの高い致死率の病気を起こす。そのため、予研では実験動物委員会のサル部会が実験用サルからの感染防止対策を検討していた。ウイルス専門家として、私はそのまとめ役を引き受けていた。

　幸い、日本ではマールブルグの場合のような病気の発生は起きていなかった。緊急委員会を開いて安全対策を検討した。ドイツで感染したミドリザルはすべて二週間以内に発病していた。それまで、予研では輸入したサルは九週間の検疫を行うことになっており、その間に血液検査やツベルクリン反応、糞便について赤痢菌検査、口腔粘膜についてBウイルス感染を疑わせる潰瘍病変の有無の検査が実施されていたが、ミドリザルの場合には、入荷後四週間は餌や水を与えるという最低限の作業でサルに接触する機会を最小限度にとどめ、この間に発病のないことを確かめてから、通常の検疫を行う方式に切り替えたのである。

　現在のようなインターネットやファックスなどの情報システムがない時代、WHOから発表される公式情報、業者のテレックスがもたらす情報に頼らなければならなかった。そのような状況下で一ヶ月ほどのちには、だんだん実態が明らかになってきた。

マールブルグでは八月八日に最初の患者が見つかり、全部で二〇名が発病し、四名が死亡した。フランクフルトでは八月一五日から相次いで七名が発病し、二名が死亡した。患者の多くは、サルの解剖、採血、または培養のための腎臓の摘出といった、サルの組織や体液に触れる可能性のある作業に従事していた。腎臓を細かく切って培養するための細胞浮遊液を作成した人、サルの解剖台を洗った人や、腎臓細胞を培養した試験管を洗った人もいた。患者の治療にあたり、その血液を取り扱った病院の医師も発病した。

九月一日には、ユーゴスラビア(当時)のベオグラードにある血清ワクチン研究所でも一名の患者が出た。検疫中に死亡したミドリザルの解剖を行った獣医師である。彼は発病後、三二日目に回復した。彼を看護した妻もまた夫の発病一一日目に発病したが回復した。結局、三カ所で合計三一名の患者が出て、そのうち、二五名はサルからの一次感染で、患者からの二次感染は六名だった。七名の死亡者はすべて一次感染者である。二次感染者のうちの一人は一一月一三日という遅い時期に発病した女性で、感染源は夫の精液だった。回復してから二ヶ月後(発病後八三日目)に採取した精液の検査でウイルスが検出されたのである。

症状は突然の高熱、頭痛、結膜炎、筋肉痛、喉の痛みで始まっていた。熱は多くの場合、一～二日で下がるが、ふたたび上昇した。六日目頃までに皮膚に発疹が現れ、ついで全身が赤い出血斑におおわれ、触れるとひどく痛んだ。喉が赤く腫れてものを食べることができなくなり、一週間以内に急性の下痢症状が現れた。八日目頃には発疹に代わって全身が異常な赤みを帯びてきた。これは、皮下の毛細血管の網が凝固血液でつまって赤血球が溜まるためである。一〇日目頃に吐血するようになり、三週目には酸素と栄養分の不足のために、多数の細胞が死んで皮膚がはがれ落ちた。死亡した多くの人に消化管からのはげしい出血が見られ、これが死亡の主な原因と推測された。

マールブルグ大学公衆衛生研究所長のルドルフ・ジーゲルト教授を中心とするチームは新しいウイルス疾患を疑った。その当時、出血性の熱病の原因ウイルスとして最初に考えられたのは、アルボウイルスと呼ばれる蚊やダニなどの節足動物が媒介するウイルスの一群である。[*2]米国エール大学のジョルディ・カザルスの研究室はアルボウイルス検査のためのウイルスや免疫血清などの試薬を備えたアルボウイルスの世界的研究の中心になっていた。ジーゲルトの研究チームのフリッツ・レーマングルーベがカザルスに国際電話で検査を依頼し、回復した患者の血清を送った。しかし、カザルスのコレクションにあった多数のウイルスはどれひとつあてはまらなかった。こうして、アルボウイルスの可能性は否定的になった。

ジーゲルト・チームのウェルナー・スレンスカたちは、患者の血液をモルモットに接種したところ、発熱が一過性に起きたことに注目した。発熱したモルモットの血液を別の健康なモルモットに接種を繰り返しているうちに、すべてのモルモットが死亡するようになった。一二月初めには、死亡したモルモットの血液の中に電子顕微鏡でウイルスの粒子が見つかり、マールブルグウイルスと命名された。ウイルスは一般に分離された場所の名前を付ける習慣があり、それにしたがったものだったが、マールブルグ市民にとっては、街のイメージが傷つけられたと受け止められて評判が悪かった。

マールブルグウイルスの粒子はさまざまな形をしており、その一つに弾丸のような形のものがあった。これは狂犬病ウイルスによく似ていたため、当初、狂犬病ウイルスが属するラブドウイルス科のウイルスと推測され、サル・ラブドウイルスという名前が付けられた。しかし、狂犬病ウイルスとはまったく異なる別の新しいウイルスということがわかり、現在はエボラウイルスとともにフィロウイルス科に分類されている。フィロはラテン語の紐(filum)に由来する(図1)。

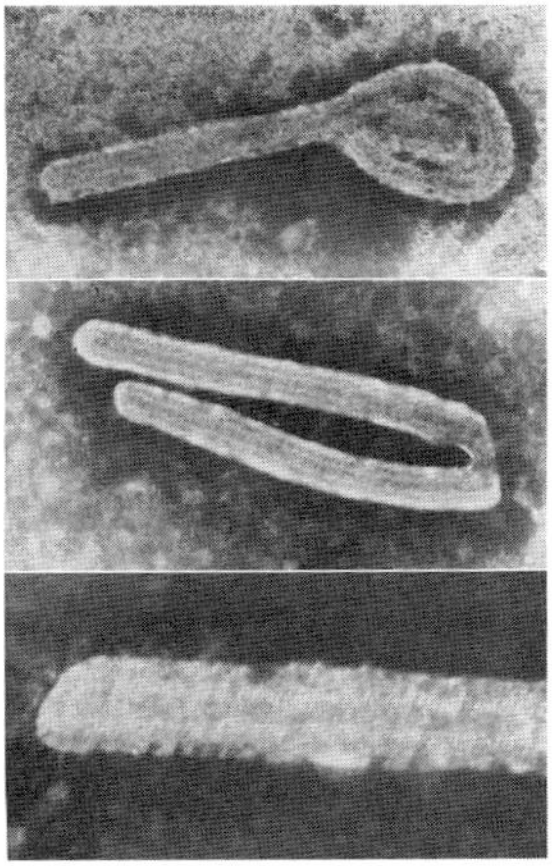

図1　マールブルグウイルスの電子顕微鏡写真.

一九七四年、私はジーゲルト教授を訪ね、原因ウイルス発見までの経緯を聞かせていただいた。驚いたことにモルモットへの接種実験は、一九世紀終わりから公衆衛生研究所長をつとめたエミール・ベーリング[*3]の時代に建てられた煉瓦造りの動物実験室で行われていた。公衆衛生研究所の後ろには一三世紀に建てられた聖エリザベート教会の塔が見える。その前の広場では日曜市場が開かれ多くの人が集まる。レーマングルーベは一九八六年、東大医科学研究所(医科研)の私の

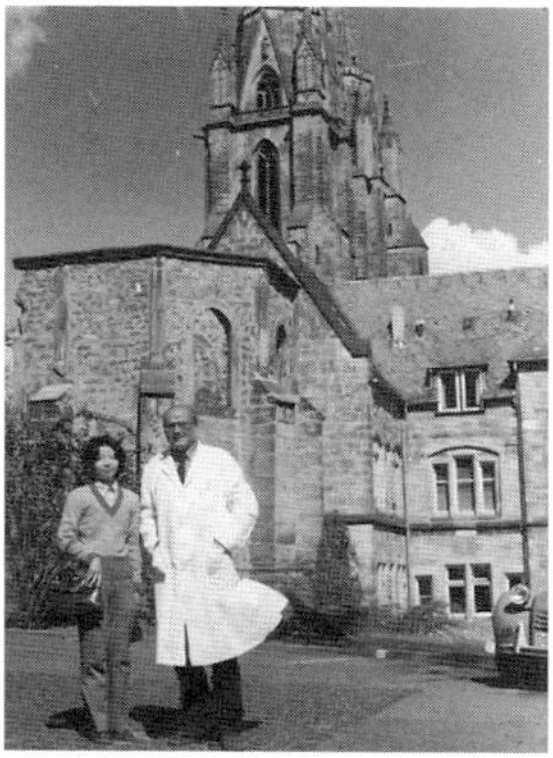

図2　ジーゲルト教授．マールブルグ大学公衆衛生研究所の前で．後ろに見えるのは聖エリザベート教会の塔（1974年，筆者撮影）．

研究室に二ヶ月ほど滞在したことがあった。彼は、このような場所での実験に対して強い批判があったが、緊急事態のために続けられ、感染が起きなかったことは幸運だったと語っていた（図2）。

　ウイルス分離後、ＷＨＯの指示で実験試料はすべて英国ポートンダウンにある国防省微生物研究所（Microbiological Research Establishment：ＭＲＥ）と米国疾病制圧予防センター（Centers for Disease Control and Prevention：ＣＤＣ）に移された。ＭＲＥは、第一次世界大戦の際に化学兵器の研究を行うために設立されたもので、第二次世界大戦では、生物兵器が中心課題になり、スコットランド沿岸のグリュナード島の羊を標的として炭疽菌爆弾による散布実験を実施していた。[*4] マールブルグ病が発生した頃は、サルのＢウイルスの研究などを行っていた。実験室には、長いゴム手袋を通して実験を行うアルミニウム製の完全密閉のキャビネット（グローブボックス）が設置されていた。ここは、大寺院で有名なソールズベリーの近くでありながら、当時英国人もほとんどその存在を知らない施設だった。私は一九七七年にこの施設を訪問したが、広大な軍の基地の中にある外界と隔絶された実験棟だった。ＣＤＣには高度に危険な病原体を扱える施設はなかったが、たまたま、その前年に国立衛生研究所

（National Institutes of Health：ＮＩＨ）に人の癌ウイルスが見つかった場合に備えてトレーラーを改造した移動式Ｐ４実験室[*5]が作られていた。そこで、ＣＤＣはそのトレーラー実験室を借用し、その中で原因ウイルスの研究を始めた（図３）。

最初、ミドリザルが自然宿主（自然界でウイルスを保有している動物）と考えられたが、まもなくミドリザルも被害者だったことが明らかになった。ベオグラードに運ばれたミドリザルは、到着時に九九頭中四九頭が死亡していた。マールブルグでも多くのミドリザルが死亡していた。ドイツ・フライブルク大学で六頭のミドリザルに患者の血液またはモルモットで分離したウイルスを接種したところ、すべてのサルが七日から九日の間に死亡した。動物の細胞の代謝システムを利用して増殖するウイルスは、自然宿主と共存していて、死亡はほとんど起こさないのである。

ミドリザルの輸送経路をたどってみると、マールブルグ、フランクフルト、ベオグラードへ送られたミドリザルは、すべてウガンダのエンテベ空港から英国航空でロンドンに空輸されたものだった。いったん空港内にある王立動物虐待防止協会の動物保護室に九ないし三六時間入れられ、ここで貨物の積み替えが行われ、一群はデュッセルドルフ経由でフラン

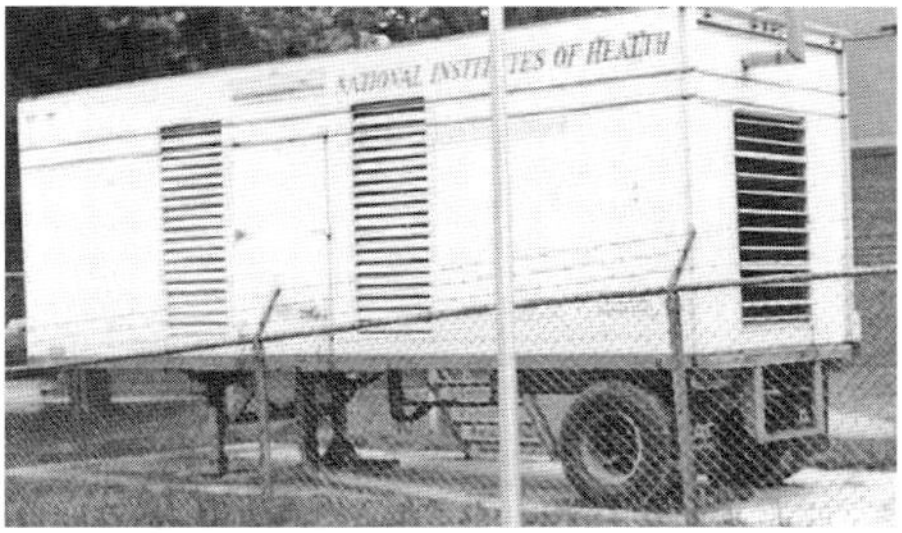

図３　移動式 P4 実験室（1977 年，筆者撮影）．

クフルトとマールブルグへ、もう一群はミュンヘン経由でベオグラードへ運ばれていた。動物保護室に入れられていた間にミドリザルは四八種類もの動物と接触の機会があった。そこで、これらの動物の中にマールブルグウイルスに感染したものがいて、それからミドリザルは感染を受けたと推測されたのである。しかし、感染源の動物がなにであったかは、まったく分からなかった。

マールブルグ病発生の二年後、一九六九年一月中旬、ナイジェリア東北部の奥地、人口一〇〇〇人のラッサ村の伝道所病院の看護師のローラ・ワインが喉に痛みを感じ、ここのただひとりの医師の診察を受けた。喉に潰瘍ができ、発熱していた。三日目に急に症状が悪化し、首が腫れ、皮下に点状出血が現れ、急性腎不全の症状も出てきた。容態が急速に悪化したために、ローラは海抜一二〇〇メートルの高原にある人口一〇万人の錫鉱山の町、ジョスの病院へ飛行機で移送された。

ローラの受け持ちとなった看護師シャーロット・ショウは米国での休暇から戻ったばかりだった。夜勤に出かける前に病院に持っていくためにバラを摘んでいた際にトゲを深く刺してしまったが、そのことは忘れていた。ローラが喉の痛みを訴えたためにガーゼを指に巻いて潰瘍のできている場所をそっと拭いた際にトゲを刺した指だったことに気がついた。ローラはその翌日、発病後六日目に死亡した。

ローラの死亡から八日後、シャーロットが発病した。症状は点状の出血斑、喉と口腔内の潰瘍、首のむくみ、チアノーゼ（皮膚、粘膜が青紫色になった状態）などで、ローラとシャーロットの症状はよく似ていた。発病後一一日目にシャーロットは死亡した。解剖が行われ看護師長のペニー・ピンネオがそれを手伝った。その一週間後にペニーは気分がすぐれないことに気がついた。数日の間に症状が進行し彼女は入院した。こうして、三人の看護師が同じような症状で発病し、そのうち二人が死亡したのである。

ペニーは米国で治療を受けることになった。未知の非常に危険なウイルス感染症が疑われたため、パンアメリカン航空のファーストクラスを借り切り、座席の代わりにカンバス製の担架に彼女は寝かされ、その周囲はカーテンが張りめぐらされた。看護師のドロシー・デイヴィスが付き添った。発病後一二日目にペニーは、ナイジェリアのラゴス空港からニューヨークのケネディ空港に到着し、エール大学病院に収容された。体温は四一・六度まで上がっていた。この体温は成人では生死の境となる。隔離病棟で九週間過ごしたのち五月三日、ペニーは退院することができた。まだ疲れやすく、息切れの発作は続いていた。眼球は絶えず左右に動きつづけ、耳鳴りも続いていた。

この頃、エール大学のジョルディ・カザルスの研究室では原因ウイルスの探索が行われていた。ここはマールブルグ病の際に協力した研究室である。黄熱、デング熱、およびマールブルグ病が最初に疑われたがいずれでもなかった。三五〇種あまりのアルボウイルスのどれにも該当しなかった。患者のサンプルをいろいろな細胞に接種したところ、ヴェーロ細胞[*6]が急速に破壊されることが見つかった。三人の看護師すべてのサンプルで同じ結果だった。このようにして、ウイルスが分離され、患者が発生した村の名前をとってラッサウイルスと名付けられ、病名はラッサ熱となった。

ペニーが回復に向かっていた六月初めカザルスが発病した。発病後七日目、高熱で喉の状態も悪化してきたため、ほぼ回復していたペニーの血清を投与することが検討された。医師団はまず、CDCの特殊病原室長のカール・ジョンソンに電話で相談をした。彼は一九六〇年代初めにボリビア出血熱[*7]の対策に従事していた時、彼自身と同僚が感染し危篤状態から助かったことがあった。そののち、別の軍人が感染して危篤となった際、回復していた同僚の血清を五〇〇ミリリットル投与したところ翌日から熱が下がったことを見ていた。その経験から彼は、カザルスにペニーの血清を投与するように勧めたのである。

医師団による議論が行われた。カザルスが本当にラッサウイルスに感染しているのか分からない。ペニーの体内にラッサウイルスがどれくらいの期間存続するのか分からない。もしもカザルスがラッサ熱でない場合には、血清の投与でラッサウイルスを感染させるかもしれないといった意見が出た。しかし、死に瀕しているカザルスに対する治療法はほかになく、血清を投与することが最終的に全員一致で決定された。ペニーから提供された血清が五〇〇ミリリットル注射されたところ、奇跡的にカザルスの容態は回復しはじめ、三〇日後に退院することができた。カザルスは細心の注意を払って実験を行っており、結局どこで感染したのかは分からなかった。

同じ年の秋、ラッサウイルスの研究にはまったくかかわっていない実験助手が発病した。カザルスは自分の血清を投与する準備を始めたが間に合わず、助手は発病一〇日で死亡した。事態を重視したエール大学の決定によりラッサウイルスに関するサンプルはすべてCDCに送られ、エール大学でのラッサウイルス研究は終了した。CDCでは二年前のマールブルグ病の発生を契機にP４実験室の建設が始められていたがまだでき上がっていなかったため、トレーラー実験室が用いられた。

相次いで突然出現したマールブルグ病とラッサ熱は、アフリカの熱帯雨林に未知の危険なウイルスが潜んでいて、それが先進国にも持ち込まれるという警鐘だった。当時、細菌感染はすでに抗生物質で治るようになり、人類最大の脅威だった天然痘も根絶間近となっていた。人々の感染症への関心は薄れていた。しかし、感染症の時代は終わっていなかった。

＊1　一九三二年、ポリオワクチンの研究中にアカゲザルに咬まれて死亡したウイリアム・ブレブナーから分離されたウイルスで、彼の頭文字のBをとってこの名前が付けられた。サルヘルペスBウイルスが正式名称。人の単純ヘルペスウイルスと同じグループに属するウイルスで、サルではほとんど病気を起こさない。口唇ヘルペスのような潰瘍病変がでた際に唾液中にウイルスが排出され、それから人は感染する。

＊2　アルボウイルス：arthropod-borne virus（節足動物媒介ウイルス）を略したもので、ウイルスの伝播様式にもとづいた便宜上の分類。黄熱ウイルス、日本脳炎ウイルス、デングウイルスなど多くのウイルスが含まれる。

＊3　北里柴三郎と共同でジフテリアと破傷風の抗毒素療法を開発し、一九〇一年に第一号のノーベル賞を授与された。

＊4　現在は民間のバイオテクノロジー研究施設になっている。

＊5　物理的封じ込め（Physical containment）のPで、現在はレベル4実験室と呼ばれている。

＊6　一九六〇年代、千葉大学の安村美博博士がミドリザルの腎臓細胞から樹立した細胞株。ヴェーロ（Vero）はエスペラント語で真理を意味する。

＊7　一九六〇年代ボリビアのサンホアキン地域で住民のほぼ半数に発生した致死率五〇パーセント近くの病気で、カール・ジョンソンが原因ウイルスを分離し、マチュポウイルスと命名した。彼は、さらに、ウイルスを保有するのがブラジルヨルマウスであることを明らかにして、ネズミ取りを設置したところ、二週間で流行は制圧された。

1 マールブルグ病

ジンバブエ1975――ヒッチハイク中の悲劇

西ドイツでの発生から八年後の一九七五年二月、南アフリカのジンバブエで二度目のマールブルグ病発生が起きた。ヒッチハイクで旅行中の二〇歳のオーストラリア人青年が、ある朝、川の近くの道ばたで腰をおろしていた時、右足に鈍い痛みを感じた。赤く腫れていたことから、何か虫に刺されたと思った。六日後、急に激しい汗が吹き出しはじめ、強い倦怠感に襲われた。症状はますます悪くなり四日後の二月一五日、彼はヨハネスブルク病院に入院し、四日後、激しい内臓出血で死亡した。入院中、彼は一五人の医師と科学者、一〇人の看護師による治療を受けていた。

青年の死亡の二日のち、一緒に旅行していた一九歳のガールフレンドが発病した。九日後にはひとりの看護師が発病した。彼女は、青年が死亡した際に、ガールフレンドが涙をぬぐったティッシューペーパーの始末を手伝っていた。それ以外、青年やガールフレンドの排泄物や分泌物と接触する機会はなかったため、潜伏期中の涙にウイルスが排出されていて、それから感染したことが疑われた。ヨハネスブルクの南アフリカ医学研究所の医師マルガレータ・アイザクソンがヘパリンの投与などの治療を行った結果、二人とも回復した。血液が血管内で小さな凝固塊になるのをヘパリンが抑えたために、青年のような大量出血を防げたと、アイザクソンは結論している。

回復した看護師は、二ヶ月後に片方の眼がぶどう膜炎にかかった。ぶどう膜は、眼球全体を包み込んでいる膜で血管に富んでいる。涙を検査したところ、マールブルグウイルスが検出された。マールブルグウイルスは、回復したのち前述の精液の場合と同様に眼でも長期間持続感染することが明らかになったのである。

ケニア１９８０――エルゴン山にマールブルグウイルスの自然宿主が生息？

ジンバブエでの発生から五年後の一九八〇年、ケニア在住のフランス人エンジニアのシャルル・モネが突然マールブルグ病にかかり死亡した。病院の集中治療室で彼の治療にあたったシェム・ムソキという若い医師も感染し、数週間生死の境をさまよったのち回復した。彼から分離したウイルスはムソキ株と名付けられ、マールブルグウイルスの代表株になっている。

一九八七年、同じケニアでふたたび患者が発生した。ケニアに住んでいる両親を訪ねてきたデンマーク人の少年だった。

ケニアでの二回の発生は、ベストセラーとなったノンフィクション『ホット・ゾーン』(リチャード・プレストン著、高見浩訳、飛鳥新社)の冒頭で取り上げられ、サスペンス小説を上回る表現により病気の恐ろしさが強調されている。しかし、そこで描かれた症状は、マールブルグ病対策チームのリーダーのジーゲルト教授から私が聞いていたものとはかけ離れていた。マールブルグ病の衝撃は、小説『悪魔のウイルス』(スタンレイ・ジョンソン著、竹村健一訳、実業之日本社)で、ソ連の生物兵器戦争に結びつけた話にもなった。

シャルル・モネとデンマーク人の少年は、いずれも昆虫など野生動物に興味を持っていて、ナイロビの北西部、ウガンダとの国境にあるエルゴン山の麓にあるキタム洞窟を訪れていた。彼らはキタム洞窟に入っていた際に多数のコウモリが生息するのも見ていた。一方、マールブルグでの発生で感染源となったミドリザルは、この山から一〇〇キロメートルと離れていない地域で捕獲されていた。エルゴン山周辺が三つの発生で共通の接点になったのである。そこで、キタム洞窟周辺でケニア医学研究所と合衆国陸軍感染症研究所(US Army Medical Research Institute for Infectious Diseases：USAMRIID、ユーサムリッド)の三五名からなる合同調査チームがマールブルグウイルスの自然宿主の探索を行った。マストミス、ラット、マウス、犬、イタチ、コウモリ、モグラ、クモ、その他さまざまな野生動物が捕獲され調べられたが、自然宿主のてがかりは得られなかった。

◆コラム　CDCとユーサムリッド

CDCは第二次世界大戦中に米国南西部におけるマラリア制圧のために編成された部隊を母体として、終戦直後の一九四六年に伝染病センター(Communicable Disease Center)として発足した。一九七〇年に疾病制圧センター(Center for Disease Control)に改名され、一九八〇年にはいくつかのナショナルセンターの集合体として複数(centers)になった。さらに、一九九一年に予防(prevention)の重要性を議会から指摘されて、現在の名称に変えられた。略称は最初のCDCのまま変わっていない。日本では疾病対策センターと呼ばれているが、正しい訳は疾病制圧予防センターである。当初三七〇名の人員は、現在、ジョージア州アトランタの本部に七〇〇〇名、世界の五〇カ国以上にある支部に八五〇〇名という大きな組織になっている。エボラウイルスなどを含むウイルスとリケッチア全般を担当する部署には、一九八〇年代のフレッド・マーフィー部長の時代に約三〇〇名が所属し、一九九〇年代のブライアン・マーヒー部長の時代に約五〇〇名に増加した。一部門だけで国立感染症研究所の二倍以上の規模になる。

ユーサムリッドの前身は、首都ワシントン郊外のフレデリックにある陸軍のフォート・デトリック生物研究所である。これは生物兵器の研究のために一九四三年に設立され(一〇八ページ）、炭疽菌の大規模な散布実験などを行っていた。

一九六九年、米国は化学及び生物兵器の使用を禁止した一九二五年のジュネーブ議定書を批准し、続いてニクソン大統領は攻撃用生物兵器の研究を中止して防御用兵器の研究のみとするという声明を発表した。防御用兵器とはワクチン、治療薬、診断法などを指すもので、そのためにユーサムリッドが設立され、多くの職員がここに移った。ここは現在、エボラワクチンや治療薬の開発に取り組んでいる。残りの職員は航空宇宙局（NASA）に移ってアポロ計画に参加し、彼らが開発した宇宙服や高性能（HEPA）フィルター[*1]はレベル4実験室の安全確保に貢献している。

＊1 High efficiency particulate air filter。現在は空気清浄装置、無塵作業室などでも広く用いられている。

シベリア１９８８——生物兵器研究所の事故

冷戦の時代、シベリアのノヴォシビルスク郊外のコルツォボにある国立ウイルス学・バイオテクノロジー・科学センター（通称・ヴェクトル）でマールブルグウイルスの実験室感染事故が起きた。この研究所には、天然痘ウイルスをはじめ多くの病原体が集められていたが、その中でマールブルグウイルスは最高レベルの効力を持つ生物兵器になることが期待されていた。

一九八八年四月中旬、マールブルグウイルス研究チーム・リーダーのニコライ・ウスチノフは、濃縮したマールブルグウイルスのモルモットへの接種実験を行っていた。ここでは、ヘルメット、厚いミットのようなグローブ、ゴム製のスーツ（宇宙服）一式を身に付けることになっていた。しかし、ウスチノフは動き回る動物相手の実験に不便なため、薄いゴム手袋だけしかはめていなかった。モルモットを押さえていた彼の手がすべったため技術者の注射針が彼の親指を刺してしまい、指から血がにじみ出た。ただちに研究所敷地内の小さな病院に彼は隔離された。二、三日のち、ひどい頭痛と吐き気を訴え、やがて動きが鈍くなり、言葉を交わすこともなくなった。四日目には両眼が充血し、皮膚の近くの毛細血管から出血が始まった。一〇日目になると、いったん熱が下がり、吐き気もおさまったが、一五日目に皮下出血などの症状が悪化し三週間後に死亡した。モスクワから運ばれてきた抗血清、リバビリンやインターフェロンなどの抗ウイルス剤も投与されていたが効果がなかった。

犠牲者はウスチノフだけではなかった。彼の解剖を行った保健省医師団のなかの病理医が、骨髄を採取するのに使った注射器を自分自身に刺してしまい、死亡したのである。

コンゴ１９９８——内戦のかげで

一九九八年一〇月、コンゴ北部のダーバ村で致死的熱病が発生したとの報告が現地の医師から寄せられた。ここは一九九七年以来、カビラ大統領の政権の転覆をはかるツチ族が支配する地域で内戦が続いていたため、すぐには調査団は派遣されなかった。医師自身が一九九九年四月二三日に死亡してから、初めてWHOと国境なき医師団が調査に入り、マールブルグ病であることが明らかになった。患者の半数以上は若い男性で、廃棄された金鉱で不法採掘を行っていた。一九九九年半ばが発生のピークで、それ以後徐々に減少し、二〇〇〇年九月に終息した。これは、金鉱が洪水にさらされた時期に一致していた。患者は一五四名、そのうち四八名はウイルス検査で確認され、一〇六名は症状から推測された疑似患者で、致死率は八三パーセントになった。患者に接触した覚えがあったのは二七パーセントに過ぎなかった。

分離されたウイルスはいくつもの遺伝子系列のものだった。人から人に広がっているのであればウイルスの遺伝子に大きな違いはないはずである。おそらく、金鉱や洞窟に生息する自然宿主の動物から直接感染した例がかなりあったと推測されている。

アンゴラ２００４――史上最大の流行

二〇〇四年一〇月、アフリカ南西部のアンゴラの首都ルアンダから北東約三〇〇キロメートルのウイジェ州で出血熱が発生した。当初は密かに広がっていたが、翌年になって発生が急に増加しはじめ、二月、イタリア人女医のマリア・ボニーノと国連の児童保護専門家マトンド・アレクサンドラがラジオ放送で警告を発した。これによりアンゴラ政府とＷＨＯは事態が深刻なことを初めて認識した。ボニーノはＮＧＯのアフリカ医療援助組織のメンバーとして過去一一年間アフリカで働き、この二年間はウイジェ州で医療活動に従事していた。彼女は、制圧対策の最中にマールブルグ病にかかり死亡した。医療従事者は全身を包む白いスーツを着ていたが、それが地元住民には魔法使いのように見えた。アレクサンドラの叔母は魔法使いの親類として地元で迫害を受けたという。

三月には死亡者は一〇〇名に達した。三月二一日、ＣＤＣは一二人の出血熱患者のサンプルのうち、九人でマールブルグウイルスの存在を確認した。

これまで、マールブルグ病は、南アフリカの例を除くとすべて東アフリカのビクトリア湖から八〇〇キロメートルの範囲内で起きていた。今回、初めて西アフリカで発生したのである。発生が始まったのは、二〇〇四年一〇月と推定され、二〇〇五年七月に終息した。二七〇人以上の患者が発生し、致死率は九二パーセントと、これもまた過去最高のものとなった。

アンゴラ政府の要請で現地にＣＤＣとカナダ公衆衛生局の野外実験室がそれぞれ設置され、患者のサンプルが採取された。分離されたウイルスのゲノム（全遺伝情報）の塩基配列を調べたところ、まったく同一のものから、最大でも〇・〇七パーセントが異なっているに過ぎないという、驚くべき結果が得られた。前述のダーバ村の場合と対照的だった。アンゴラでは自然宿主からの感染は限られていて、人から人に直接感染が広がっていたのである。

発生の広がりの原因は、破綻した公衆衛生基盤と考えられている。最貧国のひとつであるアンゴラでは、二〇〇二年まで二七年間にわたって内戦が続いていた。その結果、医療環境は最悪の状態になり、医師不足、注射器の使い回しなどがウイルス伝播を促進したのである。多くの人々は昔からの伝統的治療師を訪ね、特効薬と称する正体不明の薬を注射され、そこでも注射器の使い回しが行われていた。死者との別れで身体の洗浄やキスといった習慣も感染を広げた原因のひとつだったが、それを止めようとした国際医療チームが投石されることもあった。

ウガンダ２００７——自然宿主はオオコウモリだった

二〇〇七年七月と九月、ウガンダ西部の町イバンダ近くのキタカ洞窟の銅鉱山の作業員の間でマールブルグ病の小規模の発生が起きた。三名が発病し一名が死亡した。この発生は洞窟に自然宿主がいることを示唆していた。そこでＣＤＣ特殊病原室のメンバーを中心としたＷＨＯ、ウガンダ・ウイルス研究所などの合同調査チームがキタカ洞窟に入って、そこに生息する約一三〇〇匹のコウモリを捕獲した。そのうち、五匹のエジプトルーセットオオコウモリからマールブルグウイルスが分離された。これらのコウモリには症状は見られなかった。さらに、六一一匹のうち三一匹（五・一パーセント）にウイルス遺伝子が検出された。遺伝子の塩基配列は一様ではなく、二〇パーセントも異なるものがあり、さまざまな遺伝子型のウイルスが同じ地域に存続していたことが明らかになった。コウモリの間で親から子に垂直感染している様子はなく、水平感染していると考えられた。さらに、患者から分離されたウイルスの遺伝子型ともかなりよく一致していた。これらの結果から、コウモリがマールブルグウイルスの自然宿主になっていて、それから人間が感染していたことが示されたのである。

この洞窟には一〇万匹以上のコウモリが生息していることから、その五パーセントにあたる五〇〇〇匹以上がマールブルグウイルスを保有していると考えられた。

エジプトルーセットオオコウモリは、大規模調査が行われたエルゴン山麓のキタム洞窟、西ウガンダの数多くの洞窟や南アフリカにも生息している。

二〇〇八年にはキタカ洞窟の近く、ウガンダの観光地でもっとも人気があるクイーン・エリザベス国立公園内のファイトン洞窟を訪れた米国とオランダの観光客が相次いでマールブルグ病にかかり、オランダ人観光客は死亡した。この洞窟にも同じオオコウモリが四万匹以上生息している。一六二二匹を捕獲して調べた結果、二・五パーセントのコウモリでマールブルグウイルス遺伝子が検出され、七匹からウイルスが分離された。肺、腎臓、腸、生殖器でウイルス遺伝子が検出されたことから、唾液、尿、糞便、交尾でウイルスが伝達されていることが推測されている。

ウガンダ２０１２、２０１４——現在も散発

二〇一〇年、CDCはウガンダ・ウイルス研究所とウイルス性出血熱の監視のための共同計画をたてていた。二〇一二年一〇月、ウガンダ南西部のカバレとイバンダ地区からサンプルが送られてきた。検査の結果、マールブルグ病と診断され、移動実験室がカバレに設置された。続く三週間にこれら二地区以外のムバララとカンパラ地区でも患者が見つかり、総計一五名が確認され、そのうち四名が死亡した。疫学的にこれらの地区間でのつながりは分からなかったが、検出されたウイルスゲノムは九九・九パーセント以上同じで人から人に伝播されていたと考えられた。さらに、二〇〇八年から二〇〇九年にかけて近くのファイトン洞窟のエジプトルーセットオオコウモリから分離されたウイルスと九九・三パーセント同一だったことから、広がっていたウイルスはコウモリに由来すると推定された。

二〇一四年一〇月一五日、首都カンパラで一人がマールブルグ病と確認された。患者は医療従事者で、九月一一日に発病し、発熱、頭痛、腹痛、嘔吐、下痢の症状を示し、九月二八日に死亡していた。一九七名の接触者が隔離されたが、全員陰性で、一一月一一日終息が発表された。

2 ラッサ熱

シエラレオネ１９７２――ラッサウイルスの自然宿主はマストミス

カザルスがラッサ熱に感染してから三年後の一九七二年、ＣＤＣのトム・モナスのグループはシエラレオネでラッサ熱の調査を始めた。カザルスたちは、ラッサウイルスを生まれたての乳のみマウスの脳内に接種した場合にはまったく発病を起こさないのに、大人のマウスに接種すると、すべてのマウスが数日の間に発病して死ぬことを見つけていた。さらに驚くべきことに発病しなかった乳のみマウスの尿の中にはウイルスが含まれていることを明らかにしていた。同じ現象は野ネズミが自然宿主であるリンパ球性脈絡髄膜炎(ＬＣＭ)ウイルスでよく知られている。ＬＣＭウイルスは、免疫システムが発達していない幼弱マウスでは発病を起こすことなく尿中に排出され、大人のマウスでは脳炎を引き起こすのである。そこで、ＬＣＭウイルスと同様に、ネズミがラッサウイルスの自然宿主として疑われた。モナスたちが捕獲した三種類のネズミをＣＤＣのレベル４実験室で調べた結果、マストミス(別名・多乳房ネズミ)と呼ばれる大型のネズミにラッサウイルスが見つかった。自然宿主はマストミスで、尿の中にウイルスを排出していたのである。

ラッサウイルス、マチュポウイルス、LCMウイルスは、現在はアレナウイルス科に分類されている。電子顕微鏡で見るとウイルス粒子の中に砂粒様の構造を持っていることから、ラテン語で砂粒を意味するアレナの名前が付けられたのである。

アメリカ1976、日本1987——先進国に輸入されるラッサ熱

一九七二年、トム・モナスの調査チームのひとりがシエラレオネからアイルランドに行った際に突然発病しラッサ熱と診断された。ほかの乗客へのラッサウイルスの感染を防ぐために、彼はフランクフルトの米軍基地の倉庫から運ばれたアポロ宇宙船のカプセルに入れられ、米空軍の輸送ジェット機でロンドン・ヒースロー空港からケネディ空港に送られた。

二年後、ナイジェリアの病院でドイツ人の医師がラッサ熱の患者から感染した。ラッサ熱がこれまでにない非常に危険なものと知って患者の輸送方法に悩んでいたドイツ政府に対して、米国のキッシンジャー国務長官がアポロ宇宙船のカプセルを提供すると申し出た。結局、カプセルは使わず、ドイツのエンジニアがルフトハンザの特別のコンコルドジェット機の客席を取り除いて巨大な気密空間を作り、患者はそこに寝かされてイバダン空港からハンブルク空港に送られた。

ところが、ラッサ熱患者が隔離されることなく普通の乗客として米国に帰国する事態が起きた。一九七六年二月、シエラレオネで平和協力隊員として働いていた米国人女性が頭痛、吐き気、下痢、首や背中の痛みを感じ入院したが、熱はなく、容態が回復したので退院した。しかし四日後に頭痛と吐き気がふたたび出てきた。診断はつかないまま、症状はあまり重くなかったので帰国することになり、フリータウンからロンドン・ヒースロー空港を経由して二月二八日に首都ワシントンのダレス空港に到着した。翌日、平和協力隊の医師の診察を受け血清サンプルが採取されてCDCに送られた。検査の結果はラッサ熱だった。血液、尿、喉のサンプルからはラッサウイルスが分離された。彼女の症状は頭痛とめまいだけで、四週間で退院した。一方、患者との接触者の追跡が始まり、シエラレオネで三〇人、フリータウンからロンドンまでの飛行機で一一五人、ヒースロー空港で二人、ロンドンからワシントンまでの飛行機で二三三人、ワシントンでは一七二人の計五五二人が接触していたことが明らかになった。CDCでは接触者の追跡を行い、ハイリスクとローリスクの人たちの管理のためのガイドラインを作って二一日間の健康監視を行った。米国以外では一〇カ国に接触者が見つかった。

その中には日本人も含まれていた。三月六日英国から外務省に、ラッサ熱患者の乗ったフリータウンからの飛行機に日本人が二名乗っていてすでに日本に帰国しているとの連絡が入ったのである。青森県と宮城県の船員だった。そこで天然痘患者と同様に、検疫伝染病病棟で接触した日から三週間にわたって健康監視を行うこととなり、東京都立荏原病院に入院させられた。三月九日にはロンドンからのパンアメリカン航空機にも日本人三名が同乗していたことが判明し、同日、荏原病院に入院させられた。五名すべて異常がなく退院した。

一九八七年三月末には私が勤務していた東大医科研の附属病院でラッサ熱の患者が見つかった。二週間ほどシエラレオネに測量のために滞在していた水道工事技師が、三月一四日に帰国して二日のち、全身の倦怠感、発熱、喉の痛みのために近くの医師に診てもらったが症状は改善せず、発疹や下痢も出てきたため、医科研附属病院に入院した。担当の医師がウイルス性出血熱を疑い、病院長と一緒に私のところに相談にきた。

ＣＤＣとウイルス性出血熱について共同研究を続けていた予研の倉田毅病理部長に検査をしてもらったところ、意外にもラッサウイルスの抗体が見つかった。三月二〇日は陰性だったのが、入院した四月一一日に高い値となっていたのである。ウイルスに対する抗体が上昇してくるには普通二週間くらいかかるので、シエラレオネ滞在中にラッサウイルスに感染したことが確定的となった。ウイルスの分離は後で述べるように日本ではレベル４実験室が使用できないためにＣＤＣにサンプルを空輸して検査をしてもらった。その結果、血清と尿いずれにもウイルスは検出されなかった。患者は対症療法で回復し、ＣＤＣからも感染後五週間すぎれば二次感染を起こすおそれはないと助言されたために五月二七日に退院した。ところが七月末になって息切れや胸の痛みなどが出現し悪化してきたためふたたび入院することになった。ラッサ熱の再発の疑いもあったため患者は医科研附属病院ではなく、都立荏原病院の高度隔離病棟に八月八日に入院し、プラスチック製アイソレーターに収容された。ここは一九七九年に完成していたレベル4ウイルスに感染した患者の隔離施設で、アイソレーターは後述する英国でエボラ出血熱の実験感染が起きた際に患者が収容されたものと同じタイプである(図4)。

血液、尿、腹水などについてのラッサウイルスの分離はふたたびCDCに依頼した。結果はすべて陰性で、患者は回復し退院した。

二〇〇〇年にはヨーロッパで三回続けてラッサ熱の患者が帰国する事態が起きた。一月にはドイツでふたたびラッサ熱の患者が見つかった。交換学生計画で西アフリカのコートジボアールとガーナを訪ねた女子学生である。コートジボアールで発病し帰国したのだが、発病後一三日目に死亡した。三月にはシエラレオネで海外協力の仕事をしていた五〇歳の英国人男性が熱病にかかりスイス航空で帰国しロンドンの病院に入院した。診断の結果はラッサ熱で、帰国一七日後に死亡した。これは英国で五人目の輸入ラッサ熱例である。四月にはドイツで、ナイ

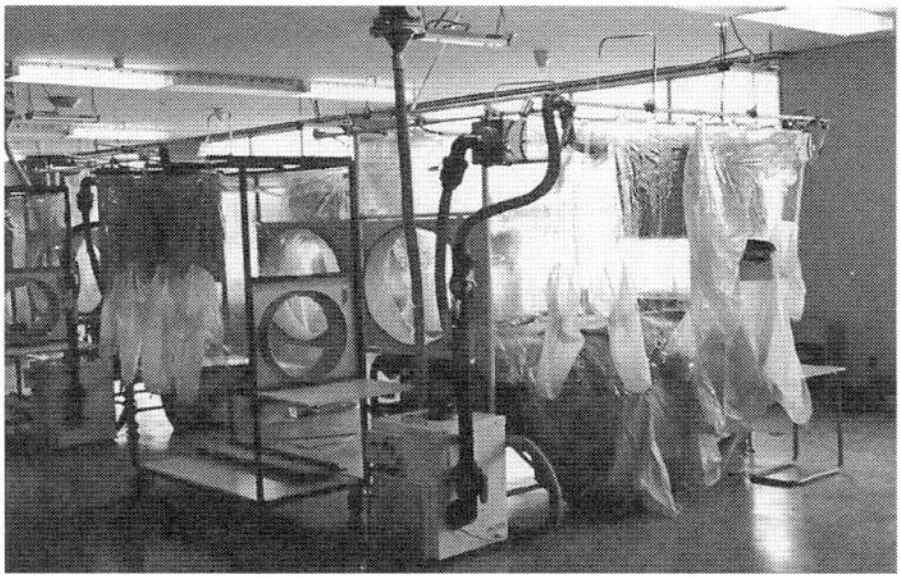

図4　荏原病院のプラスチック製アイソレーター(筆者撮影).

ジェリアから来た五七歳のナイジェリア人男性が死亡した後でラッサ熱と診断された。

そののちも、ラッサ熱の輸入例は続いている。二〇一四年四月には米国で西アフリカからの帰国者がラッサ熱と診断された。これは米国で七例目になる。欧米では合わせて二〇名近くの輸入例が見つかっている。これらの間で二次感染が起きたものはない。

ラッサウイルスを保有するマストミスは人家の周辺にも生息している。普通の生活環境で糞尿から感染するため、毎年一〇万人から三〇万人の患者が発生し、約五〇〇〇人が死亡している。西アフリカの風土病になっているのである。

シエラレオネ1976～1991――ラッサ・プロジェクト

一九七六年一〇月、CDCのジョー・マコーミックはシエラレオネに多くの実験器具を持ち込んで、ラッサ熱プロジェクトの準備を始めた。しかし、次章で述べるように、ザイールで発生したエボラ出血熱の対策チームに加わるよう指示が届き、仕事を中断してスーダンのエボラ出血熱調査に従事した。それが終わってから、彼はシエラレオネに戻り、三番目に大きな都市ケネマでプロジェクトを開始した。これは長期にわたる調査研究で、三〇〇キログラムもある冷却遠心器まで持ち込んでいた。しかし、実験室を設置したケネマにはそのような機器を動かすインフラが整っていなかった。そのため、別の町に設置するなど苦労を重ねてプロジェクトを始めた(図5)。

トム・モナス、マコーミックの妻のスーザン・フィッシャーホック、カール・ジョンソンの妻のパトリシア・ウエブたちが協力して、患者の実態調査を行い、一九七〇年に開発されたウイルスRNA合成阻害剤のリバビリンによる試験的治療を試みた。一五〇〇名以上のラッサ熱患者に投与した結果、投与しない場合の一六パーセントの致死率は五パーセント以下に低下した。とくに発病してから一週間以内に投与すると高い効果が認められた。しかし、シエラレオネのような貧困国でこのような治療が不可能なことは初めから分かっていた。一九七七年、シエラレオネで生まれた平均的な子供が感染症や栄養不良にうちかって成人に達する確率はほぼ一割だった。男性の平均寿命は四一歳、女性はそれより六歳長いだけだった。

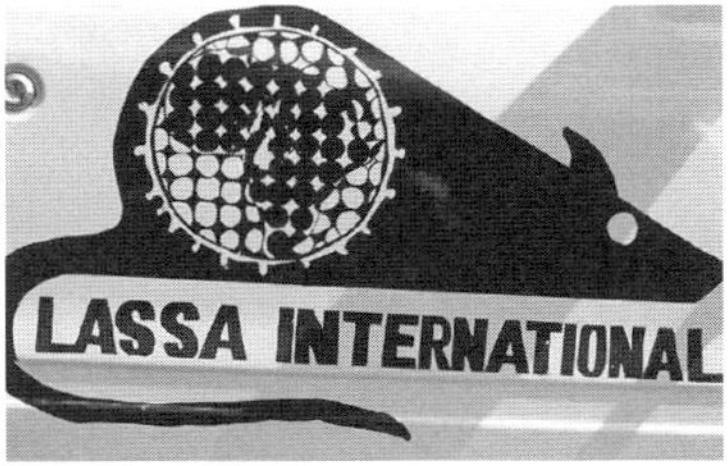

図5 ラッサ・プロジェクトのロゴ．自然宿主のマストミスの中に砂粒を持つラッサウイルスが描かれている．黒色でアフリカ大陸が示されている（倉田毅博士提供）．

国民四〇〇万人の医療は一五〇人に満たない医師（多くは外国人）にゆだねられ、点在する病院、診療所のベッド数は全部合わせて四〇〇〇床しかなかったのである。

一九九一年内戦が起こり一六年続いたプロジェクトは閉鎖に追い込まれた。しかし、CDCチームに参加していたシエラレオネ人医師アニル・コンテたちがケネマ政府病院で活動を続けた。彼らは一〇年間の内戦の間も数千人の患者の診療にあたり、その中には国連平和維持軍のメンバーも含まれていた。二〇〇四年コンテ医師は患者の治療の際に針刺し事故でラッサウイルスに感染して死亡した。後述するが、この病院は二〇一四年のエボラ出血熱の大流行の際にエボラウイルスのゲノムの変異の追跡や臨床経過観察などで大きな貢献を果たしている(六五ページ)。

3 エボラ出血熱

ザイール1976——致死率九〇パーセントの熱病の出現

ザイールは、かつてはベルギーのレオポルド二世の私有地としてベルギー領コンゴだった。一九六〇年に独立し、一九七一年にザイールと改名され、一九九七年に現在のコンゴ民主共和国になっている。ザイールの首都キンシャサからコンゴ川に沿って北へ五〇〇キロメートルほど上がったところにヤンブク村がある。まだベルギーの植民地だった一九三五年、ベルギー人はここで森を切り開き伝導所を建ててキリスト教の布教を始めた(図6)。

病院も建て、一九七六年にはベッド数が一二〇を超えていた。医師はおらず、一日に四〇人にもなる患者の治療にあたっていたのは、看護助産師の訓練をわずかばかり受けたベルギー人シスター四人、一人の司祭、ザイール人看護師一人とザイール人の医療アシスタント七人だった。一九七六年八月末、ここの住民から慕われていた四四歳のフランス語教師マバロ・ロケラが一週間あまりの休暇から帰ってまもなく、熱を出し、マラリアの治療薬クロロ

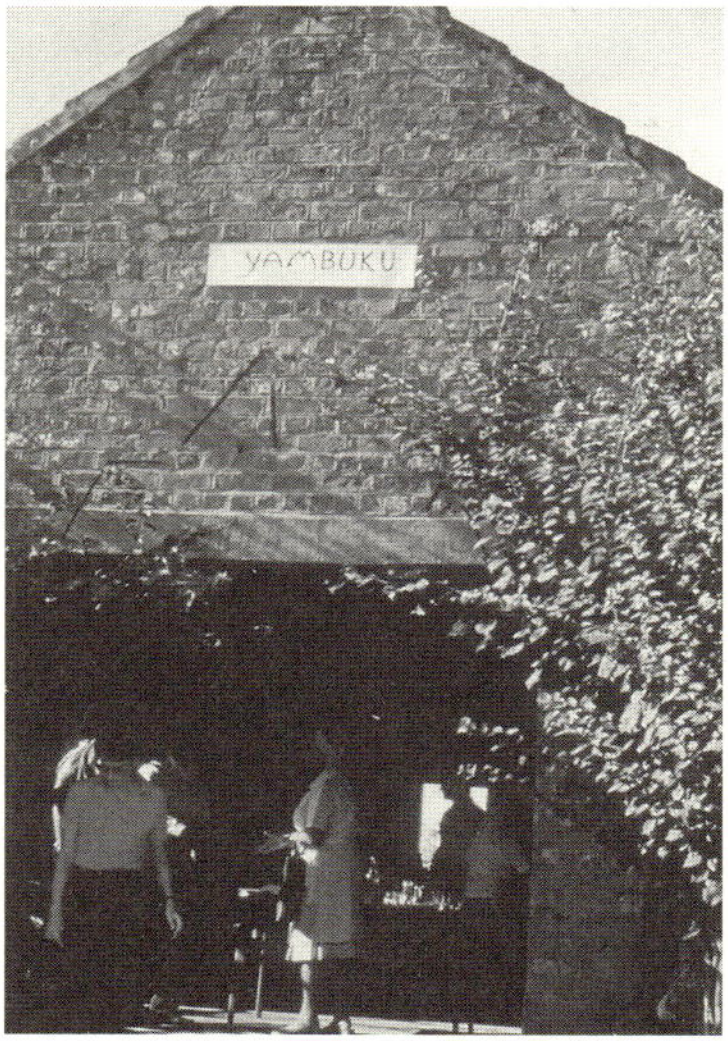

図6　ヤンブク伝道病院(倉田毅博士提供).

キンの注射を受けた。しかし、嘔吐、下痢、続いて歯茎、鼻、消化器からの出血が起こり、九月八日に死亡した。彼の葬儀は地元の風習にしたがって行われた。埋葬に先立ち、彼の身体は家族、友人たちの手で丁寧に清められた。伝統的な手段では、埋葬する遺体の準備には、食べ物や排泄物をすべて体外に出すことが必要とされ、その作業は女性が素手で行うのが慣わしだった。それから数日のうちに、マバロの家族の三人が発病した。二人は一命をとりとめたが、彼の母親は九月二〇日に死亡した。最終的にマバロの家族と友人、合わせて二一人が発病し、一八人が死亡していた。

九月一二日にはシスター・ベアタが突然発熱した。筋肉痛、吐き気、下痢、歯茎からの出血があった。シスターたちは事態をはっきり理解できた。緊急無線連絡を受けてこの地区の担当医師がかけつけ事態のすさまじさに驚き、首都キンシャサに無線で二六人の患者の症状とすでに一四人が死亡したことを報告した。ザイール大学の微生物学担当のムイエンベ教授と疫学担当教授が九月二三日に派遣された。その四日前にシスター・ベアタは死亡していた。彼らは現地の報告を深刻に受け止めていなかったため、手袋、マスク、保護衣はいっさい持参していなかった。それでも彼らは熱心に働き、五つのサンプルを調べ、マラリア原虫や寄生虫、細菌がいないか検査したが、なにも見つからなかった。調査が始まったちょうどその時、シスター・ベアタの看護を受け持っていたシスター・ミリアムが突然刺すような頭痛と発熱に襲われた。さらに教授たちが病棟を視察していた時、案内役の看護師マンゾンバが、それまではわずかに熱っぽい程度だったが、血を吐きはじめ、せん妄状態におちいった。肝を冷やした教授たちは、到着後わずか二四時間で帰ることになり、その際に高熱を出していたシスター・ミリアムとアウグスティン神父、それに付き添い看護師としてシスター・エドモンドを連れてキンシャサにもどり、ヌガリエマ病院に入院させた。シスター・ミリアムは隔離病棟に入れられ、若い看護学生メインガ・ヌセカが協力を申し出た。九月三〇日、ミリアムは死亡した。保健省はヤンブクの一帯を厳重な防疫体制下に置き、軍の監視のもとすべての交通が遮断された。ヤンブク周辺はゴーストタウンになった。

この頃、モブツ大統領の私的主治医のアメリカ人医師ウイリアム・クローズは米国に帰国してワイオミングの牧場での新生活の準備をしていた。彼が一六年前にザイールにやってきた当時、モブツ大統領はブラックアフリカの新しい指導者と期待されていた。しかし、専制独裁者へと変身するのを目の当たりに見て、帰国することにしたのである。彼は、保健省大臣ヌグエテからの電話で事態が重大なことを認識し、ＣＤＣに支援を依頼しＷＨＯにも報告した。

原因不明の出血熱の発生を受けて、ベルギー・アントワープのプリンス・レオポルド熱帯医学研究所のステファン・パッティン教授に原因の探求が依頼された。これを契機にパッティンはヤンブクの出血熱に取り組むことになった。彼のチームの中に二七歳のポスドク一年目のピーター・ピオット[*1]がいた。彼の最初の仕事はエボラ出血熱となった。二〇一二年彼は回顧録を出版し、それを通じて、これまで知られていなかった詳細な経緯が初めて明らかになった。その内容を中心にエボラウイルスが分離されるまでの経緯を振り返ってみる。

九月二八日、パッティンのところに緊急の電話がかかってきた。ザイールから特別の荷物が運ばれてくる途中という内容である。翌日、荷物は届いた。安物の青い魔法瓶だった。ラテックスの手袋という簡単な安全対策だけで開けてみると、二本の試験管が入っていた。氷は半分溶け、一本の試験管は割れていた。キンシャサのヌガリエマ病院の医師から送られたもので、それぞれにベルギー人シスターの凝固血液を五ミリリットルずつ入れたと書かれていた。シスター・ミリアムから採取したものである。

すぐにヴェーロ細胞、成熟マウスと乳のみマウスの脳に接種した。安全対策は、サルモネラや結核菌を扱う場合と同様に白衣を着てラテックスの手袋をするだけだった。それから、数日の間、黄熱ウイルス、ラッサウイルスなど考えられる病原体に対する抗体検査を行ったがすべて陰性だった。一〇月四日には、数匹の成熟マウスが死亡し、三日後には乳のみマウスがすべて死亡した。ヴェーロ細胞は一二日目には破壊され、はがれはじめていた。

次にヴェーロ細胞に植え継ごうとしていた際、ＷＨＯウイルス病ユニットから、謎の出血熱の生物試料はすべてポートンダウンの微生物研究施設に送るように指示が届いた。さらにそこから、ＣＤＣにも一部が送られるとのことだった。当時、危険な病原体を扱える施設はポートンダウンと米国のＣＤＣだけだったのである。ＣＤＣはマールブルグ病とラッサ熱ではトレーラー実験室に頼ったが、この時にはレベル４実験室が建設されていた（図7、8）。

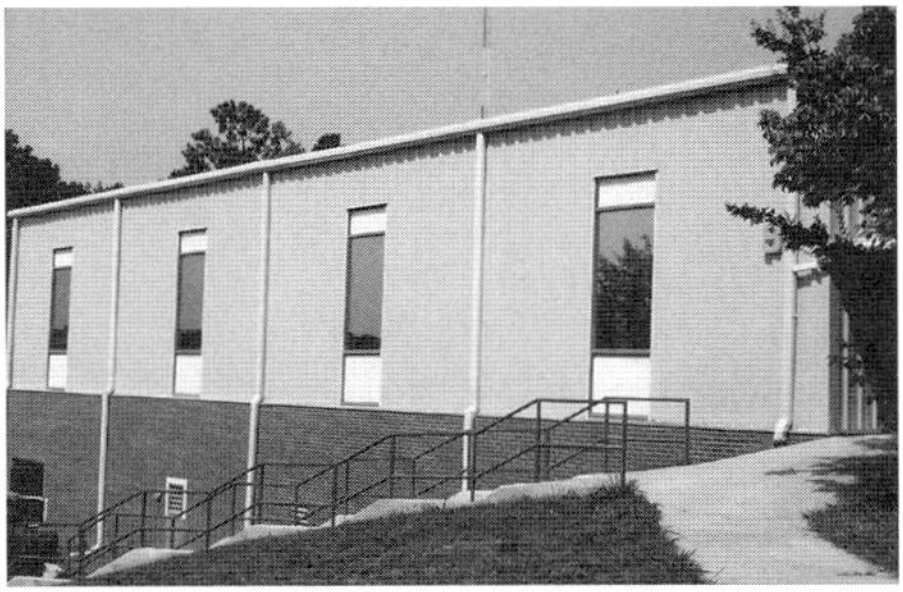

図 7　CDC の最初のレベル 4 実験室(1977 年，筆者撮影).

ウイルス研究者にとってはきわめて貴重で興味深いサンプルを外国に送れという指示にパッティンは激怒し、ピオットたちもうろたえた。危険であっても新しいウイルスの発見は大きな魅力だったのである。パッティンはサンプルの一部を残すよう指示したので、ヴェーロ細胞培養の一部と死にかけている乳のみマウスが残された。常に外国からの圧力を受けていたベルギー人の頑固な抵抗だったとピオットは書いている。

植え継いだヴェーロ細胞にも変化が現れていた。そ

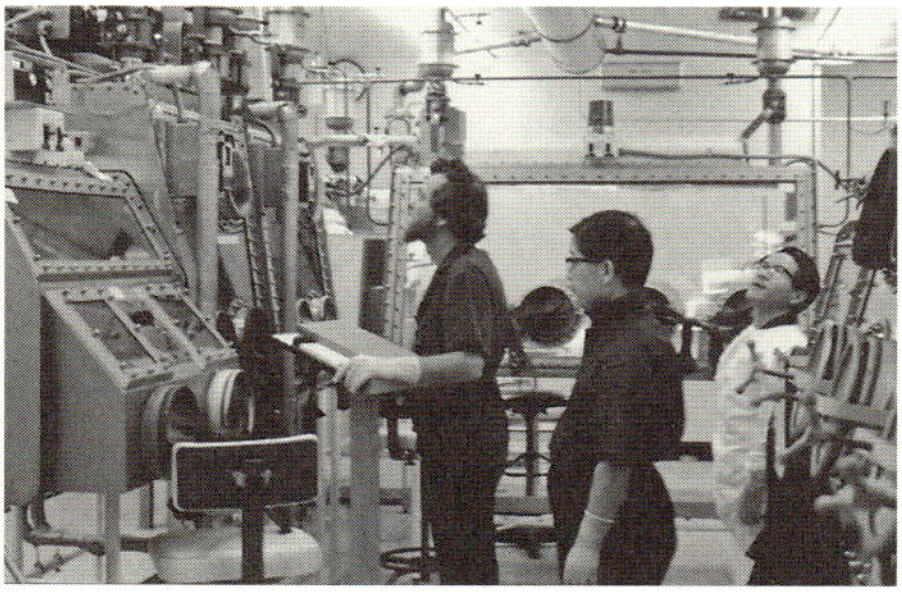

図 8　レベル 4 実験室内のグローブボックス．左からカール・ジョンソン博士，予研・北村敬博士，同・清水文七博士（1977 年，筆者撮影）．

の確認をパッティンは友人の電子顕微鏡の専門家に依頼した。電子顕微鏡で大きな長い虫のような構造が見えた時、しばらく沈黙が続いた。黄熱ウイルスとはまったく異なっていた。パッティンが「これはマールブルグのようだ」と叫んだ。パッティンは自殺行為をする男ではなかった。彼らが扱っているウイルスが、少なくとも、あの恐ろしいマールブルグウイルスに似ていることが分かったのち、すぐに残っていたサンプルをすべてCDCに送ったのである。

一〇月一四日、CDCの特殊病原室長のカール・ジョンソンからテレックスが届いた。分離されたのは新しいウイルスで、さらに、キンシャサから送られた別のベルギー人シスターのサンプルからも、同じウイルスを分離したというものだった。このウイルスはマールブルグウイルスに対する抗体とは反応しなかった。この成果はジョンソン、彼の妻パトリシア・ウエブ、フレッド・マーフィーたちの連名で翌年発表された。パッティンやピオットではなく、CDCグループがウイルス発見の名誉を獲得したのである。マーフィーは電子顕微鏡の専門家で、彼の写真には芸術的なものが多く、

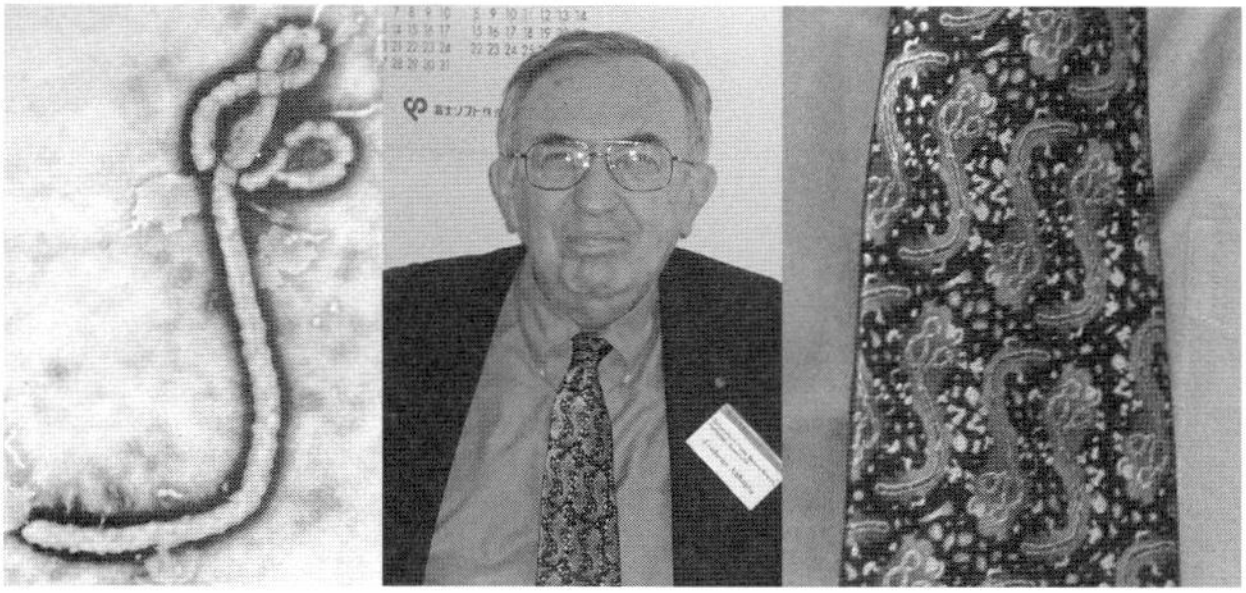

図9 エボラウイルスの電子顕微鏡写真の撮影者フレッド・マーフィー博士．ネクタイに多数のエボラウイルスが描かれている(2009年，筆者撮影)．

美術館に展示されたものもある。彼は、さまざまな形のエボラウイルスを撮影していたが、そのうち、蛇がとぐろをまいたような写真はエボラウイルスのシンボルとなった(図9)。

ザイールの元宗主国であり、しかもベルギー人が運営する伝道病院での発生に対して、ベルギー政府は何かしなければならない圧力を受けていた。政治的優位性を保つために、現地に専門家を派遣することになりピオットが志願して派遣された。

キンシャサには、ピオット、カール・ジョンソン、CDCの疫学者ジョエル・ブリーマン、WHOの専門家としてパスツール研究所の医師ピエール・シュロー、南アフリカ医学研究所の医師マルガレータ・アイザクソンという国際チームが集まった。ザイールはアパルトヘイトの国である南アフリカの市民の入国を禁止していたが、アイザクソンは前述の南アフリカでのマールブルグ病の発生で治療にあたっており、その際に回復した人の血清を持参したため入国できたのである。

ＣＤＣの疫学者ジョー・マコーミックはシエラレオネでラッサ・プロジェクトの準備を始めたところだったが、ＣＤＣから一刻も早くキンシャサに行くようにとの無線連絡が届き、一〇月二三日ジョンソンたちのグループに加わった。

その頃、シスター・ミリアムから感染した看護学生メインガがキンシャサのヌガリエマ病院に入院していた。アイザクソンはマールブルグ病回復者の血清を投与したが、効果がなくメインガは死亡した。彼女から分離されたウイルスはメインガ株と名付けられ、代表的エボラウイルス株になっている。

ウイルスの命名について議論が起きた。シュローはヤンブク・ウイルスを提案した。これに対してブリーマンは、ラッサウイルスという名称をラッサ村ではイメージを低下させたと批判し続けていることを指摘して、特定の地名を付けることに反対した。ジョンソンはコンゴ川の支流の小さなエボラ川の名前を提案した。これはヤンブクにそれほど近い川ではなかったが、長い議論に疲れてエボラに決定された。エボラは現地のリンガラ語では黒い川の意味で、不吉なイメージを与える点でも適しているとみなされた。

ザイールでの発生は一〇月末に終息した。最終的な患者数は三一八名、そのうち二八〇名が死亡した。致死率は八八パーセントである。一〇〇パーセント死亡する狂犬病につぐ高い致死率である。

一九七七年一月六日保健省大臣ヌグエテはエボラ出血熱と命名したことを正式に発表した。

＊1　のちに国連エイズ合同計画の初代事務局長などをつとめ、現在はロンドン大学公衆衛生学・熱帯医学大学院・学長をつとめている。二〇一三年に第二回野口英世アフリカ賞を受賞している。

スーダン1976――無数のコウモリが棲む工場で

ヤンブクでの発生が世界中に知れ渡った頃、隣のスーダンでも同じような病気が起きていたことが明らかになった。ヤンブクより二ヶ月ほど前にスーダン南部のザイール国境の近くにあるヌザーラという町で発生していたのである。ここは熱帯雨林を切り開いて作られた町である。六月二七日、町の中心部の綿工場の倉庫番の男性が発熱し、頭痛、胸の痛みで入院したのち、出血症状が進行して七月六日に死亡した。この工場は植民地時代からの崩れかけた建物で、無数のコウモリの群れと、ありとあらゆる種類の昆虫が住み着いていた。続いて同じ倉庫番のもうひとりの男性が七月一二日に入院して二日後に死亡した。七月一八日には隣の工場で働いていた男性が発症して入院し、三日後に死亡した。これらの三人の間では接触はなく、彼らの感染経路はまったく分からなかった。最初の二名の患者の妻も感染し、第二例目の患者の妻が死亡した。これらの患者から感染は広がりヌザーラの町では合計六七名が発病して三一名が死亡した。致死率は四六パーセントである。八月六日にはヌザーラから近くの町マリディに行った学生が発病してマリディ市民病院に入院した。この病院で感染は広がり、九月までに三三名が発病した。マリディでは合計二一三名が発病して一一五名が死亡した。近くの町での少数の発生を含めてスーダンでは最終的に二八四名が発病して一五一名が死亡した。致死率は五三パーセントに達した。

一〇月三一日、マコーミックはヌザーラに向けて出発した。途中、疫病の流行があるという噂を確かめながら、ヌザーラに到着した時、流行は峠を越えていた。新しい患者はヌザーラ病院にはいなかった。彼は流行の経緯を調査し、多数の血液と組織サンプルを集めて流行を食い止める対策を考えることにした。患者の死体は病院に運ぶよう指示したが、従ってくれる者はいなかった。そこで、彼は葬儀に参列する人たちに防毒マスク、手袋、外科手術衣をつけさせ、埋葬の準備は家族に行わせたのである。この感染防護措置と引き替えに、多くの家族は死体からの組織や血液の採取に同意してくれた。

イギリス1976——実験室での感染

マコーミックがスーダンで疫学調査を行っていた頃、英国ポートンダウンではジェフ・プラットがスーダンの患者から分離したウイルスをモルモットで植え継ぐ実験を一ヶ月近く行っていた。一一月五日、週末の金曜日、彼はウイルスに感染したモルモットの肝臓の乳剤を健康なモルモットに接種していた。このレベル4実験室では一連のグローブボックスが実験者とウイルスを隔離するバリアーとなっていて、ウイルスを取り扱う実験はすべてこの中で行われていた。内部が陰圧に保たれたアルミ製の密閉キャビネットがいくつか連結されていて、各キャビネットには肘まで入るゴム手袋がついており、実験者はこれによりウイルスに直接触れることがないようになっている（図10）。ところがプラットの手がふるえて、ゴム手袋の上から注射針を自分の親指に刺してしまった。あらかじめ決められている安全手順にしたがって、ただちに手袋をぬぎ、親指を塩素消毒液の中に浸して強くこすった。血はにじんでこなく、手袋の破れた様子も見あたらなかった。針が指に触れたような気がしたという報告をしたのち、帰宅が許され自宅での健康監視が行われた。

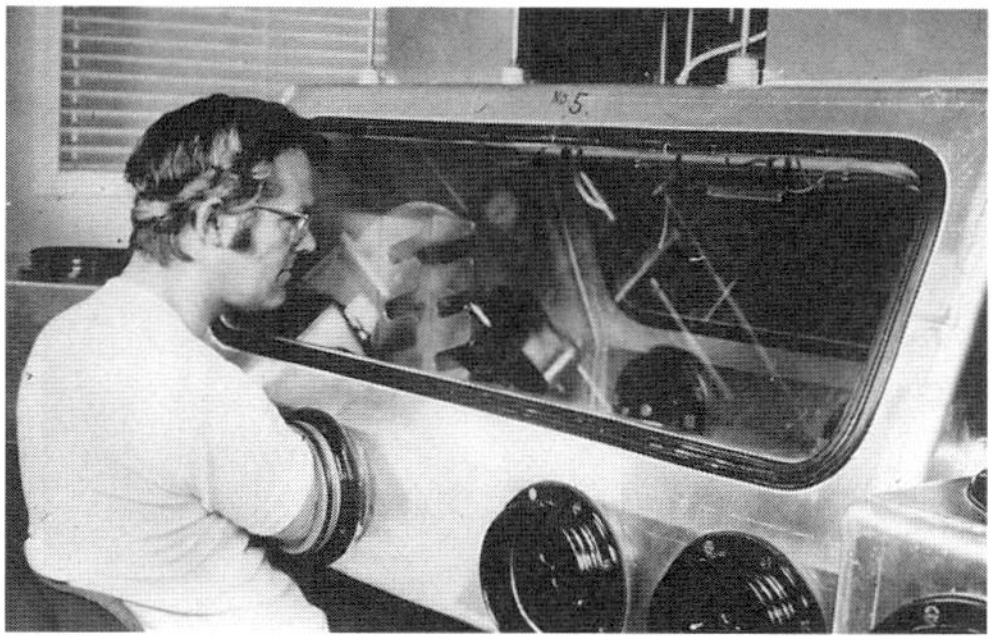

図 10　アルミニウム製グローブボックスで実験中のジェフ・プラット（MRE 提供）．

翌週火曜日の夜から彼ははげしい頭痛に襲われた。一一月一一日に体温が三七度を越えたためにロンドン市内のコペッツ・ウッド病院に入院させられ、プラスチック製アイソレーターに入れられた。本来は実験動物を無菌状態で飼育するためにトレクスラー社が開発したものを患者の隔離用に改造したものである。無菌動物の場合には外から微生物が入らないようにしなければならないため、内部の圧力を風船のように高めた陽圧アイソレーターが用いられている。ところが患者の場合にはアイソレーターの中に飛散するかもしれないウイルスが外に出ないようにしなければならない。そのため、無菌動物とは反対に陰圧アイソレーターを用いる。こうすれば仮に小さな破れが生じてもアイソレーター内のウイルスに汚染した空気が外へ漏れ出すことはない。前述の東大医科研で見つかったラッサ熱の患者が収容されたのもこのタイプである。

治療効果はまったく不明だったが、ほかに方法がないためインターフェロンと免疫血清による治療が行われた。まだインターフェロンの大量生産技術のできる前の時代で、英国中のインターフェロンが全部この際に使用されたという。免疫血清はスーダンのエボラ出血熱から回復した人のものが二〇〇ミリリットルずつ、二回投与された。

一一月一一日、入院とほぼ同時に発疹が現れ、突然四〇度の高熱に襲われたが、同月二〇日以後になると、症状は緩和しはじめた。ウイルスが検出されなくなるまで、彼は三二日間をアイソレーターの中で過ごした。マールブルグ病での経験から、彼の精液が調べられたところ、六一日目まで陽性で、七六日以後陰性となった。完全に回復するには一〇週間かかった。

プラットの臨床経過や検査データは貴重な臨床データになった。学術雑誌には彼も連名でそれらの成果が論文として発表された。回復に役立ったのが免疫血清、インターフェロン、それとも彼の体力のどれだったのかは分かっていない。おそらく、アフリカでは期待できない最善の治療を受けたことが総合的に役立ったものと推測された。

この経過を調査した英国政府委員会はマールブルグ事件と呼んでいた。エボラウイルスの名前は生まれたばかりで普及していなかった。

アメリカ１９７６――宇宙飛行士用のトレーラーで患者を輸送

エボラ出血熱の出現は米国の公衆衛生関係者に大きな衝撃を与えた。致死率が九〇パーセント近い感染症はいまだかって遭遇したことはなく、深刻な問題が起きてきた。エボラ出血熱の患者が米国で治療を希望する事態が起これば、それを拒否することはできない。米国には、生物兵器研究を行っていたフォート・デトリックに、危険な病原体に感染した患者を収容するための特別な病室がある。私も一度、中を見せてもらったことがあるが、レベル４実験室のような厳重隔離の病室だった。しかし、どのようにして輸送するのか、同じ飛行機に乗り合わせる乗客の安全をどのように確保するのかという難問がある。

前述のように、ラッサ熱患者が宇宙船のカプセルでロンドンからニューヨークに送られたことがあった。しかし、これでは長い飛行時間中に患者の治療処置はできない。この際の経験を生かして本格的な輸送計画がたてられた。取り上げられたのは、アポロ計画で作られた完全隔離のトレーラーである。これは、アポロ一一号で月へ飛んだ宇宙飛行士が地球に帰還した際に、地球に存在しない危険な微生物に感染していないことを確認するための移動検疫施設として作られたもので、宇宙飛行士はこのトレーラーに一週間隔離されて検査を受けていた。これは、微生物の遺伝子の構造と機能に関する研究で一九五八年度ノーベル生理学・医学賞を受賞したジョシュア・レーダーバーグの勧告によるものである。彼は、宇宙開発が始まった頃から、地球外微生物による地球の汚染のリスクを警告していた。アポロ計画終了後はテキサス州ヒューストンの宇宙博物館に展示してあったが、これを譲り受けて、患者二名と医師・看護師が同乗できるように改造した。患者輸送の際には、これを大型輸送機に積み込んでアフリカに運ぶ計画がたてられたのである。幸い、この施設は実際には使用されることはなかった。エボラ出血熱発生の翌一九七七年に私が厚生省調査チームのひとりとしてCDCを訪問した際、この施設はCDCの倉庫に置かれていた。現在は、ワシントンの国立航空宇宙博物館で展示されている(図11)。

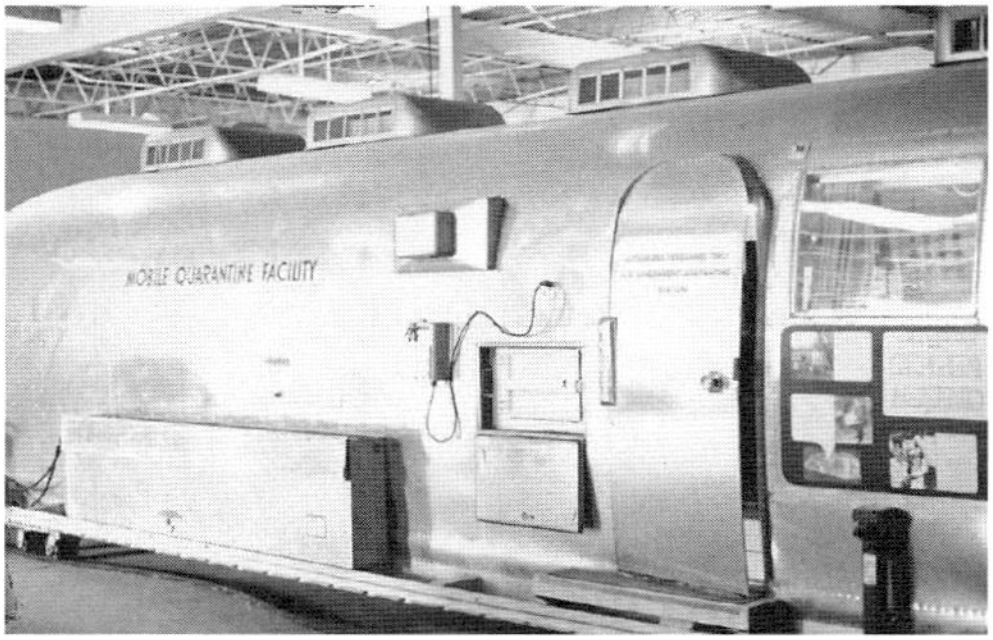

図 11　CDC の倉庫にあった移動検疫施設(1977 年, 筆者撮影).

アメリカ1989——カニクイザル

一九八九年一〇月四日に、フィリピンから一〇〇頭のカニクイザルがバージニア州レストンのヘーゼルトン霊長類検疫施設に送られてきた。ここは首都ワシントンから約三五キロメートルのところにある。米国ではサルの輸入は研究用のみが認められており、それらのサルはCDCが指定した施設で検疫を受けることが義務づけられている。なお、当時日本ではサルの輸入は野放しで、研究用のサルは自主的に検疫されていた。最初の四週間の検疫ではとくに異常は見られなかった。ところが一一月の第一週に六頭が死亡し、異常が気づかれた。サルにはサル出血熱ウイルスというアルテリウイルス科に属するウイルスによる疾患がある。このウイルスは人には感染しないが、サルでははげしい伝播力を示し致死的感染を起こす。死亡したサルはこのウイルスに感染している疑いがあったために、ユーサムリッドへサンプルが送られた。

検査の結果、一一月一六日にサル出血熱ウイルスが予想どおり分離された。さらに検査を続けていくうちに一一月二七日、電子顕微鏡でエボラウイルスに似た紐状の粒子が見つかった。そこで蛍光抗体法で調べてみたところ、エボラウイルス抗原が検出された。蛍光抗体法とは、ウイルス学でよく用いられる検査法のひとつである。標識として蛍光色素をつけておいたウイルス抗体を、サンプルを接種した細胞に加えると、ウイルス抗原が存在する場合、抗体がそこに結合し、蛍光顕微鏡で見ると、その部分が緑色の蛍光として検出されるのである。ついでエボラウイルスも分離された。サル出血熱ウイルスとエボラウイルスの混合感染だった。

首都ワシントンの郊外に、アフリカで九〇パーセント近い致死率を示したエボラウイルスが見いだされたのである。しかも、カニクイザルの間では接触感染だけでなく、空気感染も起こしているようだった。アフリカでは人の間で空気感染は起きておらず、アフリカのウイルスよりも強い伝播力を持っているかもしれないと考えられた。

緊迫した雰囲気の中で政府関係者の対策会議が開かれた。行政面で整理すると、人の健康の責任はＣＤＣ、サルの検疫もＣＤＣの担当、飼育中の動物は農務省の担当、サル自体については魚類・野生生物局、ワクチンの研究・製造用のサルの規制は食品医薬品庁（Food and Drug Administration：ＦＤＡ）、科学研究のためのサルの国内供給の監視はＮＩＨ、今回の問題の直接担当はバージニア州衛生局ということになる。しかも、これまでウイルス分離などすべての検査を行ってきたのはユーサムリッドである。

ＣＤＣの担当は特殊病原室長のジョー・マコーミック、一方、ユーサムリッドの方はＣ・Ｊ・ピータース大佐だった。いずれも後に代表的ウイルスハンターとなった人物である。マコーミックは彼の妻のスーザン・フィッシャーホックと共著の『ウイルスハンターたち』（夫妻を指す複数）、ピータースは『ウイルスハンター』（単数）という本を出版している。このふたりの間の調整が難航したが、最終的にピータースが一歩譲った。その結果、CDCが公衆衛生問題、ユーサムリッドがサルの問題を担当することになった。なお、一九九一年にマコーミックはCDCを離れ、ピータースがマコーミックの後任となった。

この会議を経て、一二月六日から八日にかけて陸軍の研究者により残りのサル四五〇頭がすべて安楽死させられた。カニクイザルのエボラウイルス感染は、この後、テキサスでも発生し、さらにレストンでは二回目の発生も起きた。いずれの場合もサルはすべて安楽死させられた。翌一九九〇年一月には、フィラデルフィアで発生が起きた。レストンの発生以来、こうして米国では合計四回の発生が起きた。

もっとも心配されたことは、サルから人への感染だったが、作業員で発病する人は出てこなかった。一九九〇年一月にレストンで二回目の発生がサルで起きた際に五人の動物飼育員のひとりが、エボラウイルス感染で死亡したサルを解剖していた際に誤って怪我をしてしまった。ポートンダウンの事件を考えれば、この飼育員がエボラウイルスに感染して発病することは避けられないと思われた。一週間の潜伏期間の間、とくに行動制限は加えられなかったが、毎日採血を行いながら、注意深く健康が監視された。三日後、血液の中にエボラウイルス抗原が検出された。まちがいなく感染していたのだが、飼育員には何事も起こらなかった。

ほかの飼育員についても健康監視が行われた。第一回目の発生の際に採取された血液ではだれもエボラウイルス抗体は持っていなかった。しかし、今回は三人がエボラウイルス抗体陽性になっていた。結局五人のうちの四人がエボラウイルスに感染していた。しかし、だれも発病しなかった。レストン・エボラウイルスは人に感染はするが、アフリカのエボラウイルスとは異なり、人では病原性はまったくみられなかったのである。

首都ワシントン郊外に現れたエボラウイルスの衝撃は大きく、エマージング感染症という言葉を生み出した(コラム：エマージング感染症)。一方、日本ではサルを用いた医学研究や医薬品開発が大きな影響を受けた。WHOは輸入サルの健康監視の強化を各国に通達し、厚生省からこの通達を受け取った日本航空は自主的にカニクイザル、アカゲザル、ミドリザルの取り扱いを中止し、地上サービスも取りやめた。その結果、地上サービスを日本航空に依存しない一部の空港を除いて、これらのサルの輸入はほとんど不可能になったのである。一方でペット用の南米産リスザルなどは輸入されていた。サルの輸入が法的に規制されていた米国では、一年後ぐらいには安全対策を確立して輸入が再開されたが、輸入規制がなかった日本では、一九九八年に厚生省がサルの安全輸送についての自主的指針の作成を輸入業者あてに通達するまで、八年間輸入再開を待たなければならなかった。なおサルの輸入規制は、感染症法にもとづいて二〇〇〇年から実施されている。

レストン・エボラウイルス感染は一九九二年にはイタリアのシエナに送られたカニクイザルでも見いだされた。一九九六年にはふたたびテキサスで見いだされた。二〇〇八年、フィリピンで多くの豚が豚繁殖・呼吸障害症候群(PRRS)ウイルス[*1]感染で死亡したため、豚のサンプルが検査のために米国に送られた。偶然、九頭の豚の組織でレストン・エボラウイルスの遺伝子が検出された。そこでCDCがそれらの豚を飼育していた二つの農場の従業員の血清を調べたところ、四名でエボラウイルス抗体が検出された。しかし、発病した人はいなかった。

二〇一一年には中国・上海でもPRRSウイルスで死亡した豚一三七頭中四頭でレストン・エボラウイルスの遺伝子が検出された。ウイルスの塩基配列はフィリピンのウイルスと九六パーセント以上同じだった。ここでも発病はなかった。

＊1　アルテリウイルス科に属するウイルスで、日本でも子豚に肺炎や発育不全を起こして養豚業に大きな被害を与えている。人には感染しない。

◆コラム　エマージング感染症

一九八〇年WHOは天然痘が地球上から根絶されたことを宣言した。ポリオと麻疹の根絶計画も開始された。天然痘にならんで、人類を苦しめてきたウイルス感染症を根絶でき

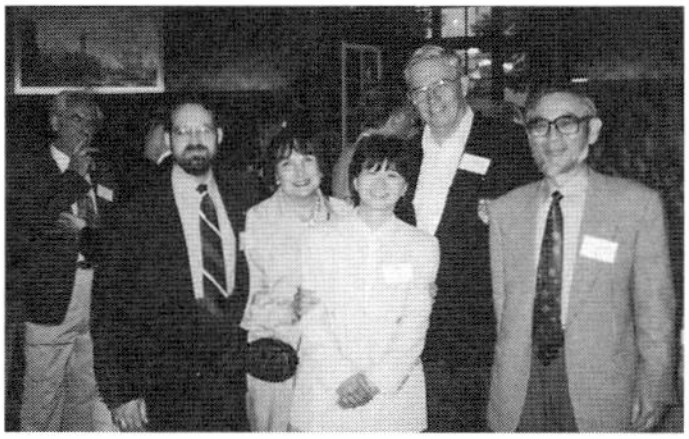

「エマージングウイルス」の用語を普及させたスティーブン・モース博士．左からモース博士夫妻，甲斐知恵子博士，ドナルド・ヘンダーソン博士（WHO天然痘根絶計画リーダー），筆者（エマージングウイルス国際シンポジウム．パスツール研究所，1996年）．

る見通しが出てきたのである。多くの細菌感染は抗生物質で治療できるようになっており、感染症の時代はもはや終わったと考えられていた。しかし、感染症の克服は幻想に過ぎなかった。天然痘根絶宣言の翌年には、エイズがひそかに出現し、一九八〇年代後半には全世界に広がっていた。

ロックフェラー大学准教授のスティーブン・モースは新たに出現するウイルスがもたらす脅威を研究していた。一九八九年、レストン・エボラウイルスの出現がきっかけとなって、彼はただちに具体的行動を開始し、地球規模での微生物汚染に強い関心を持つジョシュア・レーダーバーグ名誉学長の賛同を得て、ロックフェラー大学、ＮＩＨ、フォガーティ国際センターによる専門家会議を開き、出現するウイルスの脅威についての報告書をまとめた。この際、エマージングウイルスの名前が生まれたのである。この報告書がもとになって、全米医学協会は、一九九二年に「エマージング感染症・米国における健康に対する微生物の脅威」に関する報告書を発表し、米国における監視体制の強化を勧告した。翌年にはＷＨＯ、国連食糧農業機関（ＦＡＯ）、国際獣疫事務局（ＯＩＥ）、全米科学者協会が合同でエマージング感染症の国際監視計画に関する会議を開き、以下の声明を発表した。「最近になって新しく出現、もしくはふたたび出現した感染症は数多くある。動物や植物の世界でも同様のことが起きて経済や環境に危険をもたらしている。世界全体はいまだに感染症に対していかにもろいかということを示したものである。人、動物、植物の感染症の、地球規模での監視体制の確立が急務である」

エマージング感染症は現代社会が招いているのである。全米医学協会は、二〇〇三年にふたたびレーダーバーグが中心になって第二回報告をまとめた。そこには、エマージング感染症の要因として、微生物の適応と変異、人々の感染症への感受性の増加、気候変動、経済発展と土地開発、人々の行動変化、工業技術の発展、国際的な人と物の移動、公衆衛生の破綻、貧困と社会的不平等、戦争と飢餓、政治的意思の欠如、テロなどがあげられている。

コートジボアール1994――チンパンジーからの感染

一九九四年、アフリカのコートジボアールでエボラ出血熱が発生した。一九七六年にザイールとスーダンで発生して以来、二度目のエボラ出血熱である。最初の犠牲者は野生のチンパンジーだった。

コートジボアールにあるタイ国立公園は、チンパンジーの行動観察で有名な地域である。霊長類生態研究者たちは、一一月一六日、ピーマンと名付けていた一歳六ヶ月のチンパンジーが死亡しているのを見つけた。解剖したところ、内臓に凝固していない血液がたまっているのが見いだされた。このサルの解剖にあたった三人のうち、スイス人の三四歳の女性が八日後に発熱した。マラリアの治療薬を服用したが改善せず、発病三日目に六〇〇キロメートル離れたアビジャンの病院に入院した。持続する悪寒、頭痛、筋肉痛にもかかわらず、体調一般は安定していた。五日目に血便をともなう数回の下痢が始まり、吐き気、嘔吐、食欲不振の症状が出てきた。左肩にかゆみのない発疹が現れ、背中にも出て、全身に広がった。さらに、中枢神経系の異常が現れ、一時的な記憶喪失、不安、錯乱、興奮が見られるようになった。五日から七日目にかけては排尿できなくなった。六日目に彼女はスイス航空の救急用ジェット機でスイス・バーゼルに運ばれた。機内で彼女はマスクをつけ、医師と看護師は外科用マスク、手袋、白衣を着用していた。タイ国立公園がリベリアに近いことからラッサ熱が疑われ、彼女は陰圧に保たれた二重ドアの隔離病室に入れられた。九日目には熱が下がり、一五日目に退院した。体重は一〇パーセント減っていた。六週間のちに完全に回復した。発病後一ヶ月の間、髪の毛は乾いて柔軟性がなくなり、大量の脱毛が三ヶ月間続いた。

彼女の血液は、パリのパスツール研究所に併設されているＷＨＯのアルボウイルス及び出血熱協力センターに送られた。ここにはレベル４実験室はなく、レベル３実験室内のビニール製アイソレーターの中で検査が行われた。これは、レベル３プラスαと呼ばれていた。その結果、エボラウイルスが分離された。これはザイールとスーダンで分離されたウイルスとは別の新しいタイプでコートジボアール・ウイルスと名付けられた。[*1] 死亡したピーマンの組織からも、同じエボラウイルスの存在が確認された。解剖の際に、彼女はゴム手袋をはめてはいたが、なんらかの形でピーマンの血液か組織に触れたために感染したものと推測されている。ジェフ・プラットに続いて、エボラ出血熱の臨床経過、検査データなど詳細な医学的記録が得られた二例目となった。

コートジボアールでの発生の二年後、今度は中央アフリカ西海岸のガボンで、やはりチンパンジーから人へのコートジボアール・ウイルスの感染が起きた。一九九六年一月末、首都リーブルビルの東四〇〇キロメートル、人口一五〇人ほどのマククという小さな村でのことである。感染の原因は、たまたま子供たちが近くの森で死んでいたチンパンジーを見つけ、その皮をはいで食べたことらしい。チンパンジーを食べたか、またはチンパンジーに触れた子供一五名が二月に入って次々と発病し、全員が死亡した。最終的には家族を含めて三七名が発病し、二一名が死亡した。致死率は五七パーセントである。

＊1　タイ・フォレスト・ウイルスとも呼ばれる。

ザイール1995――荒れ果てた病院で拡大した感染

ヤンブクでの発生から一九年後の一九九五年、ふたたびザイールでエボラ出血熱が発生した。首都キンシャサから車で一二時間、ジャングルに囲まれた人口四〇万人の中都市キクウイトが発生の舞台となった。

出血を伴う致死的な病気の蔓延が気づかれるようになったのは四月末である。患者を診察したキンシャサ大学のムイエンベ教授はエボラ出血熱と診断して保健省へ報告した。しかし、保健省はそれまでの情報から赤痢とみなし、ムイエンベ教授の報告は無視されて、赤痢対策チームが送られた。そのころ、周辺の町村に病気は広がりはじめており、首都キンシャサに到達するのは時間の問題だった。

この病気をエボラ出血熱と判断して、対策が進みはじめたのは思わぬきっかけからである。五月六日に英国大使館でカクテルパーティが開かれた際に、ある大使館員がキクウイトからキンシャサを訪れた修道女に聞いたおそろしい出血性の病気が広がっているという話をしたところ、居合わせたアメリカ人医師がそれはエボラではないかと直感したのである。ただちに国際電話でCDCにこのことが伝えられ、一四名の患者のサンプルがザイールの元宗主国ベルギーのプリンス・レオポルド熱帯医学研究所を通じてCDCへ送られた。

CDCでの検査は、一九八九年に完成していた新しいレベル4実験室で行われた(図12)。

古い実験室ではグローブボックスという密閉空間にウイルスを封じこめて実験者は長いグローブで実験操作を行っていたが、新しい実験室では宇宙服を改造したブルースーツ(青色のビニール製のために付けられた呼び名)に実験者が封じ込められており、実験操作が容易になっていた(図13)。この際の検査は非常に迅速で、ウイルス学の進展を如実に示すものであった。

五月九日、CDCにサンプルが到着して九時間後にはエボラウイルス抗原と抗体が一三人の患者のサンプルから検出された。さらにその四時間後には一二人のサンプルからエボラウイルスの遺伝子が検出された。

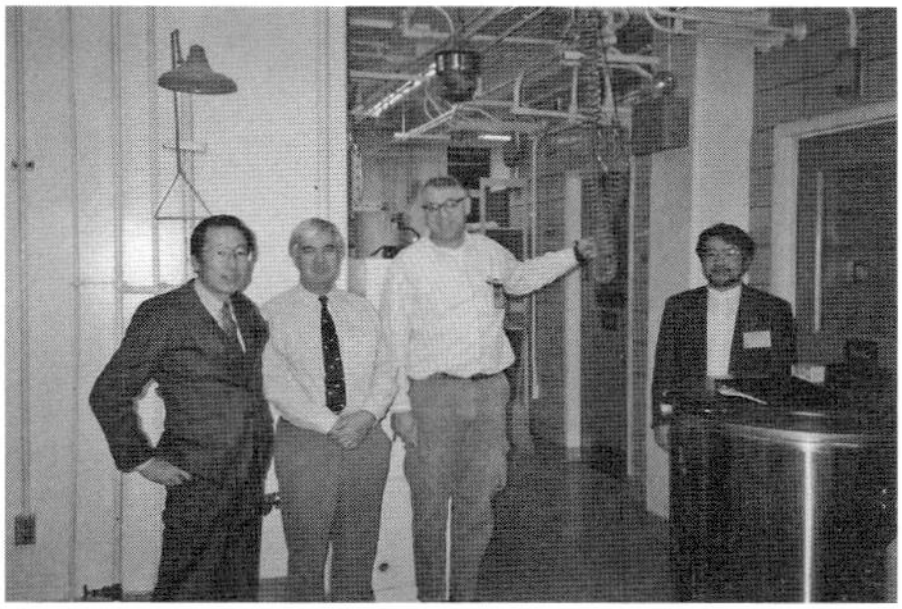

図 12　1989 年に完成したレベル 4 実験室．2 室あって，そのひとつがメンテナンスのために滅菌され内部に入ることができた．左から二番目がウイルス・リケッチア部長ブライアン・マーヒー博士，右隣が特殊病原室長トム・カイアゼック博士．左上は事故の際に用いる薬液シャワーと三角形の引き手，中央上にスーツに空気を送るパイプがぶらさがっている．パイプをつなぎ換えながら室内を移動する(1996 年，筆者撮影)．

エボラ出血熱のニュースは世界中をかけめぐった。翌一〇日には感染の拡大防止と感染経路の解明のために各国の医師団、救援隊が到着した。彼らが目にしたのは、あまりにも悲惨な死を目にして職員が逃げ出した後の荒れ果てた病院と放置された患者である。この時、すでに一六三人が発病していた。ただちに町中の患者の隔離が

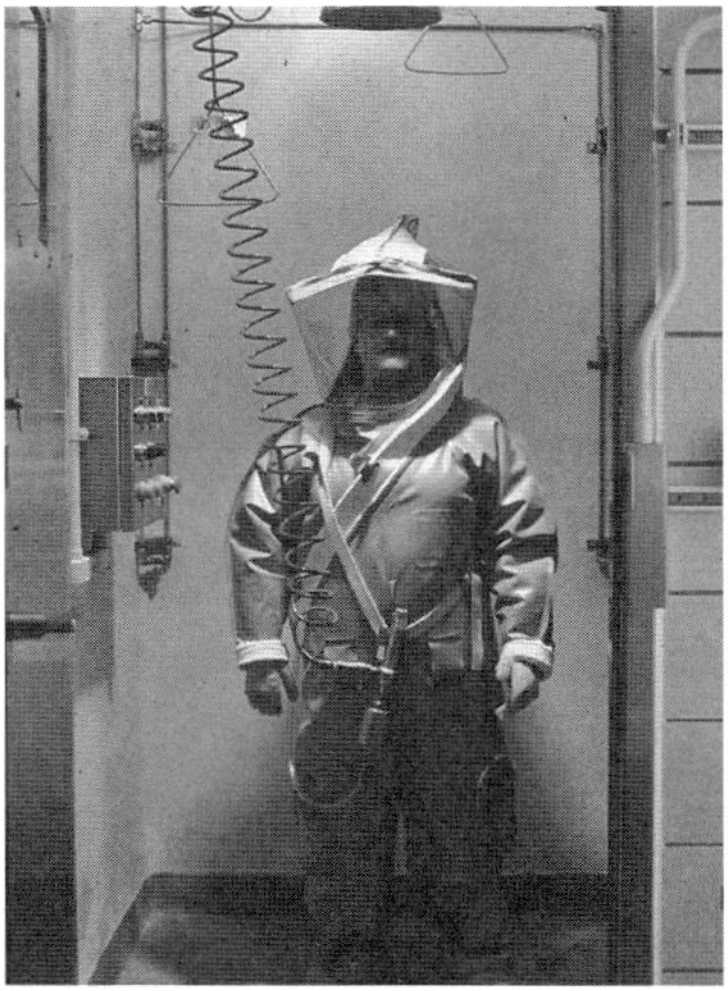

図 13　薬液シャワー室内（CDC 提供）.

行われた。死者の体をきれいにするという現地の習慣は止めさせられ、遺体は地中深くに埋められた。

ＷＨＯ専門家チームの要請に応えて、ムイエンベ教授はキクウイト総合病院での感染の広がりを示した一枚の表をまとめた。その表の中心にはキムフムという名前の検査助手があった。彼は、発熱と下血の症状を呈したことからチフスの疑いで、開腹手術を二回受け、四月一四日の二回目の手術中に死亡していた。この患者に接した外科チームと看護スタッフの間で、発熱、頭痛、筋肉痛、出血などの症状が出現し、相次いで死亡した。キムフムは三月二七日に死亡したキンバブという男性の血液検査を行っていて、その際に感染したものと推定されたが、ムイエンベの表はキムフムから始まっていた。この表がマスコミの手に渡り、全世界にキムフムの名前が報道された。患者のプライバシーへの配慮は皆無だった。キクウイトではキムフムはエボラ出血熱を広めた張本人とされて、彼の遺族はキクウイトに住むことができなくなり、遠く離れた場所に引っ越さざるをえなかった。

さらに調べていくと、一月に激しい出血で死亡していた患者が見つかった。炭焼きのために毎日、森に入って仕事をしていた四五歳のガスパール・マンガという男性である。都市といっても村を大きくしたようなキクウイトでは石油製品は高嶺の花で、木や炭は重要な燃料だった。熱帯雨林は毎年燃料のために伐採され、彼は森の奥まで働きに出かけていた。この森の中でエボラウイルスを保有する自然宿主の動物から感染を受けたものと推測された。そして、感染は彼の一二名の家族内で広がり、三月末までに七名がすでに死亡していた。

結局、一月から四月末まで、人から人への伝播は気がつかれずに進行し、病院内で感染が増幅されて大きな発生になったのである。一月から六月までの流行で三一七人が発病し二四五人が死亡した。致死率は七七パーセントである。

キクウイトでの流行の原因は、いくつかの人的要因によるものであった。

第一の要因は、一日に三〇〇人もの患者に、滅菌することなく注射器を反復使用しなければならないような劣悪な病院の医療環境である。これは七六年ヤンブクでの病院を背景とした流行とまったく同じ事情である。これらの病院では、十分な数の注射器や滅菌のための煮沸装置はなかった。ディスポーザブル注射器などの医療用具が整った先進国の医療体制とはまったく違う環境だったのである。

第二の要因は、ザイールの葬儀の習慣として、死者を洗い身支度をさせる儀式である。最初の患者である炭焼きの男性が死亡した際、葬式で彼の遺体に触れた家族や近親者の間で急速に感染が広がった。これが流行の第一波となった。

第三の要因は、キクウイト総合病院での医療処置である。当初、血便の下痢で死亡する患者が続出して、医師たちは何か新しい細菌による感染と考えた。そこで原因の細菌について、抗生物質の抵抗性を調べるために、臨床検査技師のキムフムに採血を命じた。数日後に彼が発病したとき、高熱と腹部が猛烈に腫れ上がっていたことから、チフスが疑われ、腸の損傷をくい止めるために開腹手術が行われた。医師と看護師の外科チームが患者の腹部を切開してみると、腹腔内には血液が溢れており、出血が止まらず手術台の上で死亡した。外科チームは血にまみれて感染した。これが、流行の第二波となったのである。手術の際に、ゴム手袋やマスク、保護衣などの防具をしていれば、ここまでの流行の拡大は起こらなかったと考えられている。

キクウイトでの最初の感染者である炭焼きの男性が作業していた熱帯雨林で、CDCグループは自然宿主を探すためにその地域に生息する野生動物の収集を始めた。感染防止のために紙製のつなぎスーツ、手袋、顔全体を覆う防護面で身を固め、捕獲用の罠にかかった齧歯類、ヒキガエル、トカゲ、ヘビなどを捕まえ、その場で解剖しサンプルを集めた。ひとつの種類で一五〇個体が集まると、余分な動物は放してやった。そして、通し番号、推定動物種、日付、罠番号、場所をそれぞれのサンプルに付けて、血液、肺、肝臓、脾臓、腎臓をそれぞれの動物から採取し、CDCに送った。一方、防腐剤を加えた死体の方はベルギーのアントワープに送り、分類学者がそれぞれの動物の正確な種または亜種の同定を行った。抗体の検出、ウイルスの分離、ウイルス遺伝子の検出などが行われたが、自然宿主の動物は見つからなかった。

ところで、この発生を中心にレストンでのエボラウイルス感染サルの殺処分をクライマックスとしたリチャード・プレストンのノンフィクション『ホット・ゾーン』は三〇以上の言語で出版され、三五〇万部という大ベストセラーになった[*1]。これをエボラウイルス研究者たちは複雑な気持ちで受け止めていた。エボラ出血熱は事実きわめて恐ろしい病気だったが、プレストンは、「人間の肉体のあらゆる器官を、**どろどろに消化された粘液状**(原文ではメルトダウン)のウイルス粒子の巣に変えてしまう」というように、現実にあり得ない異常な描写により、一般大衆にエボラに対する恐怖心を植え付けた。しかしこの本により、エボラウイルスなど出血熱ウイルスの研究費は大幅に増額されたのである。

＊1 二〇一四年西アフリカでの流行で、復刊がふたたびベストセラーになっている。

ウガンダ2007――新型のエボラウイルス

二〇〇七年一一月五日、ウガンダ保健省に西部のブンディブジョ地域で二〇人が原因不明の病気で死亡したとの知らせが届いた。ここは、ウガンダの首都カンパラから約三五〇キロ

表 1　エボラ出血熱の発生.

ウイルスの種類	年	発生地域	患者数(致死率%)
ザイール・ウイルス	1976	ザイール(ヤンブク)	318(88)
	1977	ザイール(タンダラ)	1(100)
	1994	ガボン	51(60)
	1995	ザイール(キクウイト)	317(77)
	1996	ガボン	37(57)
	1996	ガボン，南アフリカ	61(74)
	2001-02	ガボン，コンゴ	124(79)
	2002-03	コンゴ，ガボン	143(90)
	2003	コンゴ	35(83)
	2005	コンゴ	12(75)
	2007	コンゴ	264(71)
	2008-09	コンゴ	32(45)
	2013-	ギニア，リベリア，シエラレオネほか	20,206(39)*
	2014	コンゴ	66(74)
スーダン・ウイルス	1976	スーダン(ヌザーラほか)	284(53)
	1979	スーダン(ヌザーラほか)	34(65)
	2000-01	ウガンダ(グルほか)	425(53)
	2004	スーダン(ヤンビオ)	17(41)
	2012	ウガンダ	24(71)
コートジボアール・ウイルス	1994	コートジボアール	1(0)
	1995	リベリア	1(0)
ブンディブジョ・ウイルス	2007-08	ウガンダ	149(25)
	2012	コンゴ	77(47)
レストン・ウイルス	1989	米国(レストンほか)	4**(0)
	1992	イタリア(シエナ)	0
	1996	米国(テキサス)	0

＊2014 年 12 月 31 日現在

＊＊感染したが発病しなかった

メートル離れており、地域の六〇パーセントは山に囲まれセムリキ国立公園に接している。保健省チームが派遣され二例について調べたが実験設備が乏しく原因は分からなかった。次の報告で患者は急性の出血熱と書かれており、一一月二九日にはＣＤＣからエボラ出血熱との知らせが届いた。のちに分離ウイルスは新しいタイプと分かり、ブンディブジョ・エボラウイルスと命名された。このウイルスの遺伝子構造はほかの四つのエボラウイルスと少なくとも三二パーセント異なる。

その日から翌年二月二〇日まで保健省チームが一戸ずつ訪問して調査を行った。血液サンプルはなるべく発病四日以内のものを採取してＣＤＣに送った。

最初の患者は、発熱と全身の衰弱のために八月一日に入院した二六歳の女性と推定された。この発生では、患者一四九名、そのうち死亡したのは三七名で、致死率は二五パーセントである。これまでのエボラウイルスと比較して低い致死率だった。

ブンディブジョ・ウイルスによる感染は二〇一二年八月にはコンゴ民主共和国で発生し、七七人の患者が見つかり、三六人が死亡した。致死率は四七パーセントである。

こうして、エボラウイルスは、ザイール、スーダン、コートジボアール、ブンディブジョ、レストンの五つのタイプがこれまでに見つかった。それぞれのウイルスによる発生の状況は表１に示したとおりである。

4 エボラ2014

ひとりの患者から起きた大流行

二〇一四年三月一〇日、ギニア南部のシエラレオネとリベリアの国境近くの都市ゲケドゥの病院・公衆衛生局からギニア保健省に発熱、はげしい下痢、嘔吐を伴う致死的感染症の発生が報告された。二日後にはこの地域で三年前からマラリア対策に従事していた国境なき医師団にも情報がもたらされた。ゲケドゥでは、八人の患者が入院していて、そのうち三人が死亡し、死者はさらに増え続けていた。近くの都市マセンタからも数名の死亡が報告され、その中には医療従事者も含まれていた。三月一八日にはヨーロッパの国境なき医師団のチームが到着して、疫学調査が始められた。ウイルス検査のために血液が採取され、フランス・リヨンとドイツ・ハンブルクのレベル4実験室に送られ、エボラウイルスの遺伝子が検出された。これはザイール・エボラウイルスに属するウイルスだったが、コンゴやガボンで分離されたザイール・エボラウイルスとは別のグループとみなされている。

疫学調査の結果は四月一六日に「ニューイングランド医学誌」の電子版に発表された。発生は二〇一三年一二月早々に始まったと考えられた。最初の患者とみなされたのは、ギニア領内の、シエラレオネとリベリアとの国境付近にあるゲケドゥ県のメリアンドゥ村で発熱、黒便、嘔吐の症状を出して四日後の一二月六日に死亡した二歳の男の子である。翌週には彼の母親が出血により死亡していた。一二月二五日には、三歳の姉が発熱、黒便、嘔吐の症状を示し四日後に死亡した。ついで、祖母も発熱、下痢、嘔吐で二〇一四年一月一日に死亡した。さらに、看護師が一月二九日に発病し、発熱、下痢、嘔吐で二月二日に死亡した。一月二五日に入院した村の助産師も同じ日に死亡した。この助産師から感染は別の村に広がった。一方、別の村でも一月二六日から三月二七日にかけて八人が死亡していた。近くの町の二つの病院にも広がり、ひとりの患者を診た医師が発病し、まもなく死亡した。医師の葬儀でウイルスはさらにマセンタの町に広がっていった。これらは保健当局が知らない間に起きていた。

三月二四日、リベリア北部でギニアとの国境にあるローファ郡で六名のエボラが疑われる患者が見つかり、すでに少なくとも五名が死亡したことが報道された。国境近くに住むギニアの住民は離れた町よりも近いリベリア側の保健施設を利用していたため、この際にウイルスが持ち込まれた可能性があった。三月三一日、リベリア保健・社会福祉大臣は、フランス・リヨンのレベル4実験室に送られた五つの検体のうち、二つがエボラウイルス陽性だったことを発表した。二人は姉妹で、ひとりはすでに死亡していた。感染は拡大を続けて、七月二七日大統領は空港を除き国境を閉鎖した。学校も休校となった。九月には一五郡のうち一四郡で患者が発生していた。リベリアの人口四〇〇万人に対して医師は二〇〇人足らずで、エボラ出血熱発生後、その数は減少して臨床にたずさわる医師は約五〇人になってしまった。

シエラレオネのケネマはギニアとリベリアの三カ国が国境を接している地点から一四〇キロメートルほど離れた都市である。ここのケネマ政府病院には世界でただひとつのラッサ熱患者のための特別病棟があり、長年にわたってラッサ熱患者の診療を行っていた。これは前述(三〇ページ)の一九七〇年代終わりにCDCのジョー・マコーミックが始めたラッサ・プロジェクトの遺産である。ラッサ熱部門の主任医師シェイク・フマール・カーンはギニアとリベリアで流行しているエボラ出血熱のシエラレオネへの侵入に備えて、エボラに対するサーベイランスと診断の態勢を整えていた。まだシエラレオネでの発生は報告されていなかったのである。五月二三日、ひとりの女性が流産して病院にやって来た。ラッサ熱の検査結果は陰性だった。話を聞いてみると、彼女はギニアで何人かのエボラの患者を治療したのちに死亡した治療師の埋葬に出席していたことが分かったので、ラッサ病棟に収容された。ここでは、全身を覆う防護スーツを着用し、マスク、プラスチック防護面、ゴーグル、二枚の外科手袋にゴム手袋、ゴム長靴、ゴムエプロンという安全対策が行われていた。彼女の血液を検査室に持ち込んで調べた結果、五月二五日、エボラウイルスの遺伝子が検出された。シエラレオネで第一号のエボラ患者となった。

カーンは米国ケンブリッジにあるハーバード大学のパルディス・サベティ准教授とラッサ熱について一〇年にわたって共同研究を行ってきていた。シエラレオネにエボラが侵入したとの知らせを受けて彼女のラッサ研究室は対エボラ戦争の部屋になった。ここから二名の科学者が最新の診断器具を持参してケネマに駆けつけ、カーンのグループと協力してケネマでの調査が始められた。まず、新たに一二名の女性がエボラと診断された。彼女らも治療師の葬式に参加していた。

五月末から六月中旬にかけて見いだされた感染例の七〇パーセントに当たる七八名のエボラ確認例から採取された血液は、一滴ずつマイクロチューブに入れられウイルス不活剤が加えられてサベティのところに送られた。ここでのウイルス・ゲノム(全遺伝情報)の解析の結果は、八月二八日に「サイエンス」の速報で発表された。五九名の著者の名前が並んでいて、そのうちの五名は死亡している。まさに命がけの論文である。死亡者全員がケネマ政府病院の所属でカーンの名前もある。彼が発病した時、シエラレオネ政府は国家的危機として各国に援助を求め、開発中の治療薬ジーマップ(ＺＭａｐｐ、九六ページ)の投与も検討されたが、副作用を心配した医師の意見で投与されることなく七月二九日に死亡した。彼は国民的英雄になった。「ネイチャー」編集部による年末恒例の「科学の世界で話題になった一〇人」のひとりにも選ばれている。

この研究で流行を起こしているウイルスの由来が分かってきた。エボラウイルス・ゲノムには、約一万九〇〇〇の塩基がつながっている。一九七〇年代に起きた発生で分離されたウイルスのゲノムと比較すると、三九五の塩基に変異が見いだされた。これはインフルエンザウイルスなどと比較すると遅い変異速度だが、天然痘ウイルスの場合よりも速い。変異が起きた箇所にはウイルスタンパク質の情報を担う部分もある。大流行が長く続けば、人から人に伝播されている間に人で容易に広がりやすくなるおそれも考えられる。三四〇の変異は過去に起きたもので、五五は西アフリカの流行で起きたものだった。ゲノムの変異の分析結果から、西アフリカのウイルスは、二〇〇四年頃に中央アフリカで発生していたウイルスに由来することが推測された。どの時点で自然宿主から人間にウイルスが感染したのかは分からなかったが、西アフリカでの流行には、新たに自然宿主から感染した痕跡はみられなかった。

患者第一号はコウモリから感染したらしい

最初の感染者としてメリアンドゥ村の幼児が推定されたことから、二〇一四年四月にはドイツのロベルト・コッホ研究所をはじめ、スウェーデン、コートジボアール、カナダ、英国の国際チームによる感染源の調査が始められた。四週間にわたる現地調査の結果は、年末の一二月三〇日、「ＥＭＢＯ（欧州分子生物学機構）モルキュラー・メディシン」の電子版に発表された。幼児の名前はエミール・ワームーノー、村は三一軒の小さな集落で周りは畑だった。

村人たちへのインタビューで、オオコウモリをブッシュミートとすることは普通に行われていることが明らかになった。しかし、彼の家族にはハンターはおらず、また、よちよち歩きの二歳のエミールがオオコウモリを食べて感染したことは考えにくかった。

もうひとつの感染源のてがかりは、彼の家から約五〇メートルのところにある大きな樹にあった。この樹には大きな洞があって、そこにオオコウモリの大群が生息しており、村の子供たちはこの樹の周りで遊んでいた。しかし、調査チームが到着した時、その樹には焼け残った幹だけが残っていた。三月にエボラ発生が確認されたとの連絡を受けてギニア保健当局は人々にブッシュミートを食べるのを止めるよう警告し、これがきっかけかどうかは分からなかったが、三月二四日に村人たちはこの樹を燃やしてしまったのである。この際、数千匹のコウモリが雨のように落ちてきたという。調査チームがこの樹の周囲の灰と土のサンプルについてミトコンドリアＤＮＡの断片を調べた結果、一一サンプル中五サンプルがアンゴラオヒキコウモリのものと完全に一致した。このコウモリは、国立南アフリカ・ウイルス研究所のレベル４実験室で行われたエボラウイルスの接種実験で、無症状のまま大量のウイルス増殖を起こすことが一九九六年に報告されていた。これらの状況証拠から、コウモリがエミールの感染源の候補として浮かんできたのである。

今後の流行予測

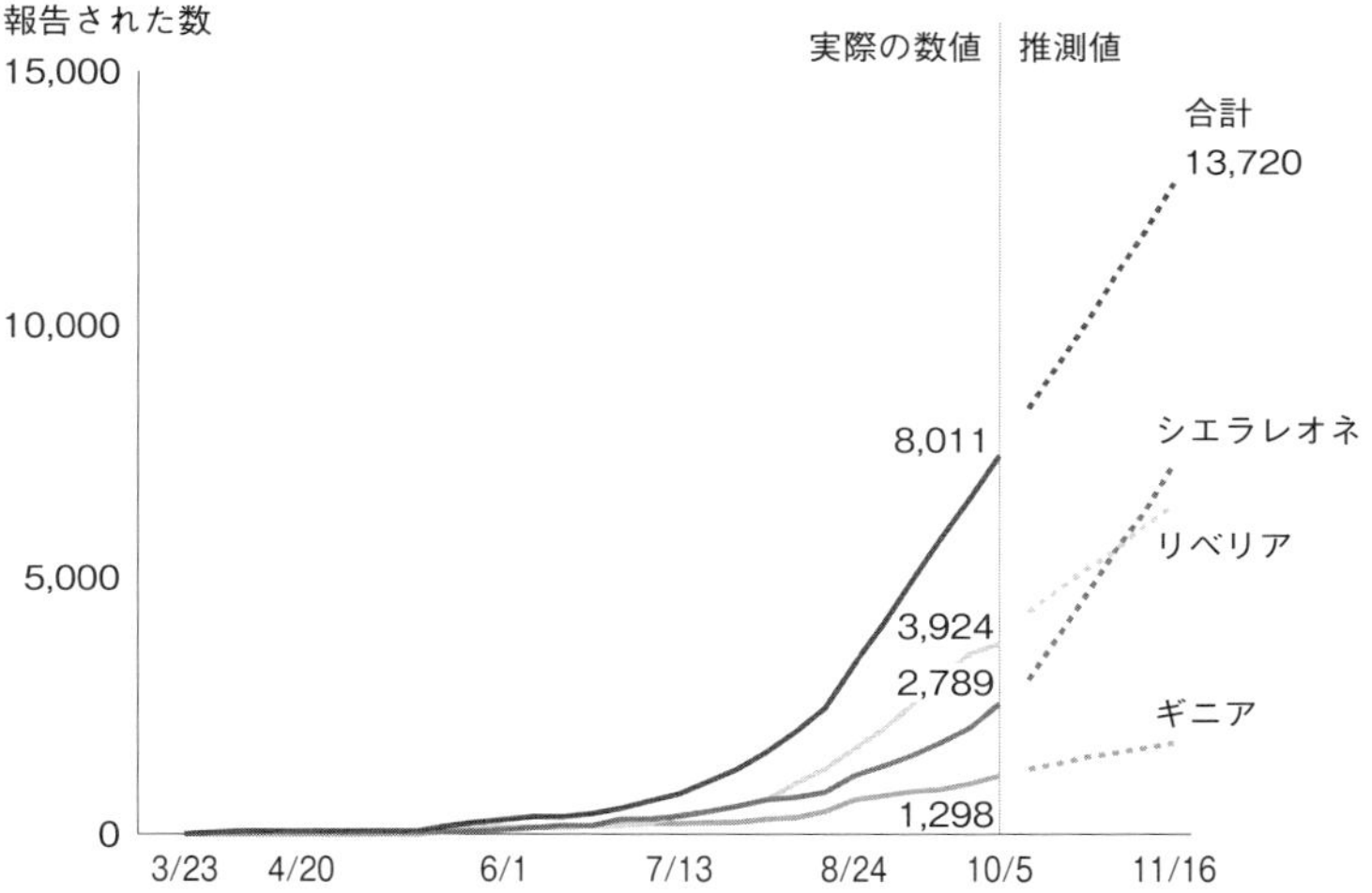

図 14　エボラ出血熱の発生グラフ．点線は推測値（WHO）．

エボラ出血熱は、二〇一三年一二月に死亡したエミールから一年足らずの間にグラフ（図14）が示すように急激に広がり続けている。このままの速度で広がると仮定した場合、リベリアでは二〇一五年四月に、シエラレオネではそれより遅れて八月に、流行はピークを迎えると推定されている。多くの人が死亡するか、または回復して免疫ができるため、感受性を持った人が少なくなるためである。

ウイルスの伝播力はひとりの患者から感染する人数の平均値で示される。これは基本再生産数（R_0）と呼ばれるもので、西アフリカでのエボラウイルスのR_0は、二〇一四年九月初めの報告では、ギニアで一・五一、シエラレオネで二・五三、リベリアで一・五九と推定されている。つまり、一人の患者から二人前後の感染者が出ていることになる。麻疹では一八、二一世紀に最初に発生したエマージング感染症の重症急性呼吸器症候群（サーズ）では四なので、伝播力はそれほど強くはない。R_0が一以下になれば広がりはとまり、制圧されればゼロになる。

九月初め、トロント大学のデイビッド・フィスマンたちは流行拡大と制圧の二つのパラメーターにもとづく単純な数学モデルで、現在の制圧対策がそのまま継続されれば七〇万人の患者が発生し二〇一六年初めまでに終息するとの予測を発表している。しかし、対策に遅れをきたした場合には、発生数は一〇〇万人を超すと予測している。九月末にCDCのマーチン・メルツァーたちは、制圧対策がそのままだった場合、二〇一五年一月末までにリベリアとシエラレオネでの発生は五五万人に達し、報告されない患者数を加えれば一四〇万人になるという数学モデルでの予測を発表し、制圧対策を大幅に強化する必要性を指摘した。数学モデルでは予測できない人々の行動も今後の発生の推移を左右

表 2　エボラ発生状況（WHO，2014 年 12 月 31 日現在）．

国	患者数	死亡者数
ギニア	2707	1708
リベリア	8018	3423
シエラレオネ	9446	2758
マリ	8	6
ナイジェリア	20	8
セネガル	1	0
スペイン	1	0
英国	1	0
米国	4	1
総計	20206	7905

する。教育キャンペーンによりエボラについての正しい認識と安全な埋葬方法を教えることにより、実際の発生数は数学モデルの推定よりは少なくなることが期待されている。

二〇一四年一二月三一日にＷＨＯが発表した発生状況は、表２に示したとおりである。予測がいかに難しいかが分かる。

エボラ出血熱になるとどうなるか？

ケネマ政府病院のラッサ・ユニットでは、診断、臨床検査、治療のためのインフラが整備されていた。医療従事者はラッサ熱で十分な経験を積んでいた。遺伝子診断でエボラと確認された一〇六名についてまとめた症状と臨床経過が一〇月二四日、「ニューイングランド医学誌」の電子版に発表された。流行地域で詳細な検討が行われたのは初めてである。

四四名の患者での症状でもっとも共通していたのは発熱で、八九パーセントに見られた。ついで、頭痛が八〇パーセント、衰弱六六パーセント、めまい六〇パーセント、下痢五一パーセント、腹痛四〇パーセント、喉の痛み三四パーセント、嘔吐三四パーセント、結膜炎三一パーセントとなっている。下痢の症状のあった患者の九四パーセントは死亡しており、下痢がない患者では死亡する例は減って六五パーセントだった。出血の症状がはっきりしていたのは、わずか一例に過ぎない。ほかの四三名では入院中には出血の徴候はみられなかった。もっともエボラウイルス専門家からは以前から、エボラウイルス出血熱の名前自体が間違いという意見が出されていた。WHOはエボラウイルス病と呼んでいる。
致死率は年齢が高くなると上昇する傾向が見られた。二一歳以下では五七パーセント、四五歳以上になると九四パーセント、二一歳と四五歳の間では七四パーセントだった。男女間で致死率に違いは見られていない。[*1]

国立感染症研究所・倉田毅病理部長(のちに所長)は長年にわたってCDC特殊病原室との共同研究でエボラ出血熱、マールブルグ病、ラッサ熱の患者の病理標本を見てきており、一九九五年のキクウイトでのエボラ発生の際にマスコミが『ホット・ゾーン』から引用した「全身が溶ける」「全身のすべての穴から血が吹き出す」といった表現で、病気の恐ろしさを強調していることを批判して、「現存するすべての標本を見た限りでは、そのような誤解を招く症状はまったくない。ウイルスが血管内皮細胞を標的とするので、消化管出血がはじまり、これが死に直結することが多い」(『科学』、一九九七年二月号)と指摘していた。今回の報告は、彼の病理検査からの見解と一致する。ウイルス学的にも、ウイルスにはこのような症状を引き起こす力はない。

ニューヨークタイムズの電子版(二〇一四年一〇月一九日)に掲載された『ホット・ゾーン』の著者リチャード・プレストンのインタビューでは、「あなたが書いている症状は大げさで、不正確という声があるが、最新版を出す予定があるか」との問いに対して、彼は「現在、必死に書き直している。『ホット・ゾーン』では、看護師が血の涙を流すと書いていたが、このようなことはまず起こらない。エボラにかかると、血管から漏れ出す血で眼が真っ赤に光り血がまぶたからしみ出す。これは恐ろしいことだが、血の涙が顔を流れるのではない。これを修正するつもりだ」と述べている。血の涙は、出血性結膜炎の症状を表現したものと思われる。

＊1　これらの地域の平均寿命は五〇歳。

エボラ封じ込め作戦に成功したナイジェリア

ギニア、リベリア、シエラレオネでの流行は衰えることなく、増加の一途をたどり、二〇一四年一〇月末には一万人を超す患者が発生し、五〇〇〇人以上が死亡していた。その時期にひとつ明るいニュースがもたらされた。ナイジェリアに持ち込まれたエボラが三ヶ月足らずで制圧されたのである。

ナイジェリアの旧首都ラゴスは二〇〇〇万人を超す人口が密集しているアフリカ最大の都市である。内戦、反政府組織、ボコハラムのようなテロ組織、二〇一五年の大統領選挙といった課題を抱えているこの都市でエボラが広がれば世界全体が瞬時に巻き込まれる事態になると、多くの専門家が懸念していた。

七月二五日、ナイジェリア保健省はラゴスの病院でリベリア系アメリカ人のパトリック・

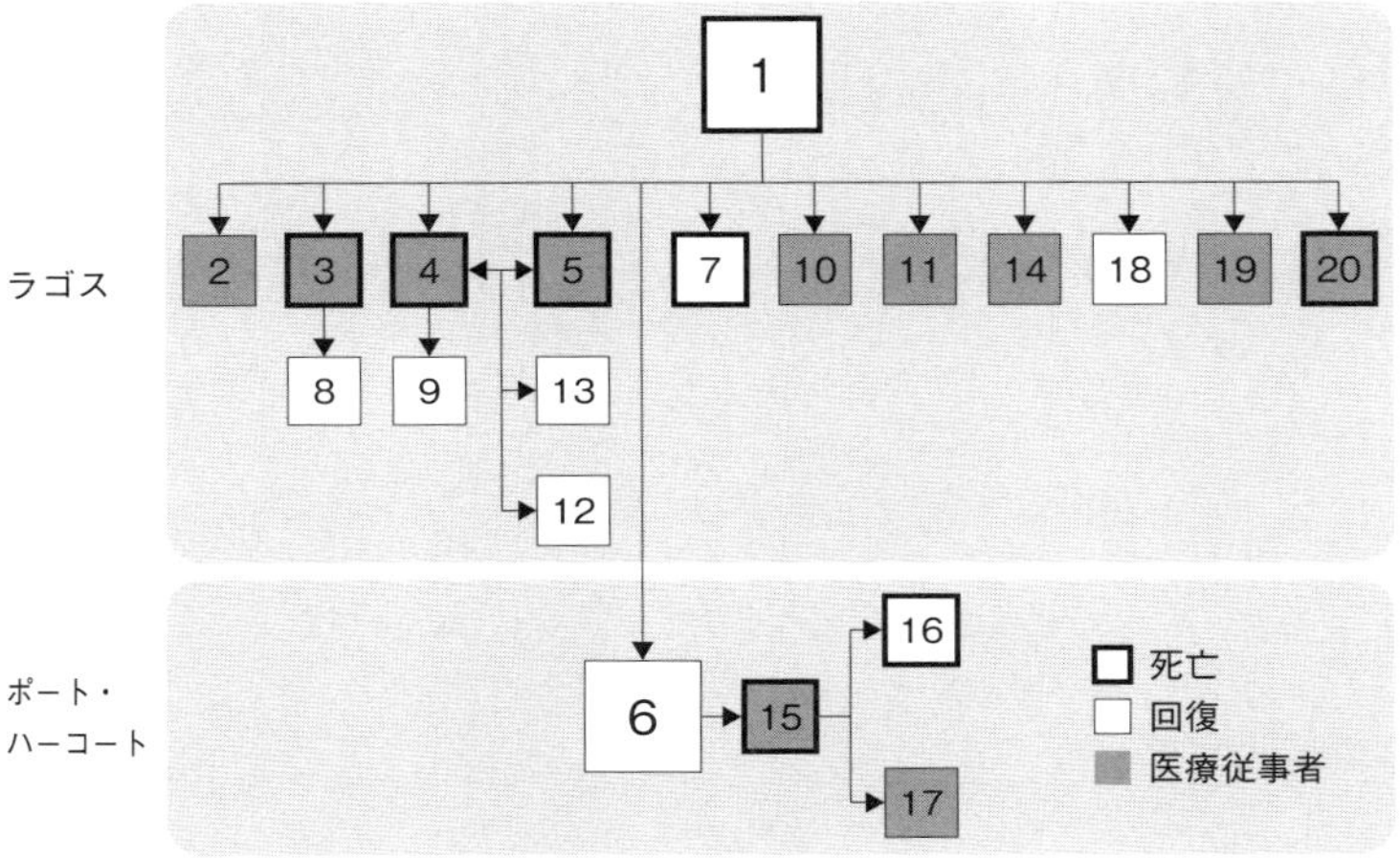

図 15　ナイジェリアでの伝播経路(*Eurosurveillance*. **19**(40). 2014).

ソーヤーがエボラ出血熱で死亡したことを発表した。彼はエボラで七月八日に死亡した家族の世話をしていた。彼も発熱などからエボラが疑われてリベリアの首都モンロビアの病院に収容されていた。しかし、医師の忠告を無視して七月二〇日、ナイジェリア行きの飛行機に乗り、ラゴス空港に到着したが、そこで倒れて病院に運ばれた。彼はエボラにさらされた記憶はないと言っていたので、最初はマラリアの治療が行われた。それが効果を示さず、彼の旅行歴からエボラが疑われて隔離病室に移され、そこでエボラの診断が下された。それまでに三日かかっており、その間に九人の医療従事者が感染していた。多くのナイジェリア市民は、彼がエボラにかかったまま旅行したことを非難しバイオテロリストとのコメントまで出た。彼の未亡人は、それに対して、彼は日頃からリベリアの医療体制に不信感を持っており、ナイジェリアならば正確な診断をしてもらえると思ったのだろうと弁護している。

エボラ確認の報告を受けてナイジェリア政府はただちに国家公衆衛生緊急事態を宣言した。最優先で行われたのは、接触者の追跡である。感染症専門家チームは八九八人（一次感染と二次感染者合わせて三五一人、三次以後の感染者五四七人）の接触者のリストを作成した。一五〇名を超す追跡チームは、接触の可能性のあった人たちを最終的には、一万八五〇〇人について面接した。医師たちは国境なき医師団とＷＨＯによる訓練を受けており、交代で患者の処置に従事した。一九名の確認患者、一名の可能例の計二〇名が見つかり、八名が死亡した。伝播の経路は図15に示したとおりである。

最後の患者確認から四二日後の一〇月一九日、ＷＨＯはナイジェリアがエボラ・フリーになったことを発表した。この発生の実態を疫学的に解析した結果は「ユーロサーベイランス」の速報に発表された。そこでは、ナイジェリアの制圧が成功した要因として、可能性のある接触者全員の迅速かつ徹底的追跡、これらの接触者すべてについての持続的監視、感染の可能性のある接触者の迅速な隔離の三つをあげている。最初の患者が空港内で発見されたこと、そして、感染がスラム街に広がらなかったことも幸運だった。

◆コラム　コンゴで起きたエボラ出血熱

二〇一四年八月、コンゴ民主共和国北西部のイカナモンゴと呼ばれる村でエボラ出血熱が発生した。一九七六年の最初のエボラ発生から七回目となる。流行を起こしたウイルスのゲノムは、一九九五年にキクウイトで流行したウイルスにもっとも近縁で、西アフリカで流行しているウイルスとは別のものである。

最初の患者は夫が見つけてきたサルの死体を調理した妻で、七月二六日に発病し八月一一日に死亡した。彼女は妊娠していたので埋葬の前に帝王切開が行われて胎児が取り出された。この地域の習慣では、母親の胎内の胎児を一緒に埋葬することは許されなかったのである。手術を行った医師とそれを手伝った三名の医療従事者も発病し死亡した。これら医療従事者から感染は広がったと推測されている。一〇月四日以来患者の発生はなく、一一月一五日、三ヶ月にわたる発生の終息が発表された。六六名が発病し、四九名が死亡していた。そのうち、八名は医療従事者である。

流行が続いているギニア、リベリア、シエラレオネとの違いは、辺鄙な地域の発生だったこと、初めてエボラに遭遇した西アフリカと異なりコンゴは数多くの発生を経験していてエボラへの対処についての基本的システムができていたことである。

5　エボラウイルスをめぐる問題

エボラウイルスには多くの疑問や問題があるが、その中から四つを選んで紹介する。

自然宿主はオオコウモリらしい

オオコウモリがエボラウイルスの自然宿主であるという疑いは、一九七六年スーダンのヌザーラでエボラ出血熱が発生した場所に無数のコウモリが生息するのが見つかった時から生まれていた。前章で述べたように、西アフリカでのエボラ大流行の最初の患者もオオコウモリから感染したことが疑われている。

オオコウモリが自然宿主という部分的証拠は、二〇〇一年から二〇〇五年にかけてガボンと隣接するコンゴでエボラ出血熱が発生した際に見つかった。最初の感染者は殺したてのオオコウモリを食用に購入しており、発生地域では多数のゴリラとチンパンジーの死亡も起きていて、エボラウイルス感染が原因と考えられた。フランス人獣医・ウイルス学者エリック・ルロアをリーダーとしたガボンのフランスビル国際医学研究センターの調査チームは、死亡したゴリラとチンパンジーが見つかった場所の周辺にエボラウイルスの自然宿主が生息すると考え、それらの地域二カ所に罠を仕掛けた。六七九匹のコウモリ、二二二羽の鳥、小型の哺乳類など約一〇〇〇匹が捕獲され、そのうち、三種類のオオコウモリ（ケンショウコウモリ、クビワコウモリ、ウマヅラコウモリ）でエボラウイルスに対する抗体が見つかった。同じ種類のオオコウモリで肝臓と脾臓にウイルス遺伝子が検出され、その塩基配列はザイール・エボラウイルスに属していた。しかし、ウイルス遺伝子と抗体の両方が陽性のコウモリは見つからなかった。マールブルグウイルスの場合のような生きたウイルスの分離という決定的な証拠は得られなかったが、オオコウモリがエボラウイルスの自然宿主である可能性がさらに高まったのである。この成果は「ネイチャー」に「エボラウイルスの宿主としてのオオコウモリ」という短報で発表された。

フィリピンでは、カニクイザルがレストン・エボラウイルスに感染している。その自然宿主探しを行っていた国立感染症研究所の森川茂博士のグループは、一六匹のジョフロワルーセットオオコウモリのうち五匹（三一パーセント）の血清にレストン・エボラウイルスの抗体を検出したことを二〇一一年に報告している。抗体陽性のオオコウモリは、カニクイザルと豚にレストン・エボラウイルスの感染が見つかった地域で捕獲されたものだった。レストン・エボラウイルスの自然宿主もオオコウモリの可能性がある。

エボラウイルスの感染源となるブッシュミート

ブッシュミートとは、家畜以外で食用にされる動物すべてを指す。アフリカでは昔から重要な食料として、多くの野生動物が食用にされてきている。とくにサハラ砂漠以南のアフリカの多くの地域では経済破綻による貧困に直面している人たちにとって重要な食料になっている。一方でかなりの量がヨーロッパや米国などにも密輸され、エスニック料理やジビエ料理に供されている。二〇世紀の終わり頃には西アフリカと中央アフリカで年間一〇〇万ないし五〇〇万トンが売られていたと推定されている。野生動物保護活動の一環として規制が進められているが、功を奏していない。

ブッシュミートには、チンパンジーやゴリラなどのサル類とオオコウモリも含まれている。次に述べるように、チンパンジーやゴリラはエボラウイルス感染で死亡する。それらもブッシュミートとなる。一九九四年にコートジボアールではチンパンジーのエボラウイルス感染が起きており、その二年後にはガボンで発生したエボラで最初の患者の子供はチンパンジーを食べていた(五五ページ)。コウモリから人が感染したことを示すはっきりした証拠はないが、大量のコウモリがブッシュミートになっていることから、その危険性があらためて注目されている。エボラ出血熱の発生はないものの、西アフリカのガーナでは、年間に少なくとも二万八〇〇〇匹のオオコウモリがブッシュミートとして売られていることからみても発生国でも数多くのオオコウモリが食用になっていると推測される。

犬と豚は人への感染源になるか？

二〇〇一年から二〇〇二年にかけてのガボンでのエボラ出血熱発生の際、エリック・ルロアの調査チームは数匹の犬が死亡した動物や患者の吐瀉物を食べているのを見つけた。そこで、一五九頭の犬を調べたところ四〇頭でエボラウイルス抗体が見つかった。エボラウイルスの抗原や遺伝子は見つからず、ウイルスも分離できなかった。抗体がウイルス感染によるものか、それとも抗原刺激で上昇したのかは分からなかった。症状を出している犬も見つからなかった。犬のエボラウイルス感染を示すはっきりした証拠にはならなかったが、ルロアたちは犬が無症状感染を起こす可能性を指摘している。

西アフリカの流行では犬の無症状感染の可能性が米国とスペインで問題になった。二〇一四年一〇月初め、スペイン・マドリッドでひとりの看護師がエボラウイルスに感染した。リベリアから帰国し発病した神父の看護チームのひとりだった。彼女の夫は隔離され、飼い犬は安楽死させられた。犬が感染している可能性はきわめて低かったが、予防的措置といわれた。この措置に対して抗議の声があがり、英国の獣医学雑誌「ベテリナリー・レコード」に科学的根拠を疑問視するニュースが掲載された。これに対して、スペインの公衆衛生当局はルロアの論文や患者と犬の密接な接触を考慮したもので、自動的にとった措置ではなかったとの公式コメントを発表した。

テキサス州ダラスでは、リベリアから帰国後にエボラ出血熱で死亡した患者の医療チームのひとりの看護師が感染した。米国内で感染した最初の患者である。彼女の飼い犬はテキサスA&M大学獣医学部の専門家の保護のもと人と同じ三週間の検疫を受けた。

豚のエボラウイルス感染が人への感染源になる可能性も問題になっている。フィリピンで豚がレストン・エボラウイルスに感染していたこと(五〇ページ)から、カナダ食品検査庁・動物海外病センターのハナ・ワインガートルたちは、ザイール・エボラウイルスの豚への接種を試みたところ、豚はエボラウイルスに感染してウイルスを放出していた。別の実験で、子豚にザイール・エボラウイルスを接種した際にサルのケージを同じ部屋に置いたところ、子豚は二、三日のうちに発熱したが、九日後にはすべて回復した。一方、サルは半数がエボラウイルスに感染し発病した。豚からの同居感染が起きたのだが、これは豚のケージを洗った際に飛び散った水に含まれていたウイルスによる感染と考えられた。サルと同様に人も、アフリカで野生豚や飼育豚が人への感染にかかわっている可能性が指摘されたのである。

コンゴでは二〇〇七年と二〇一二年のエボラ発生の前に豚が死んでいた。二〇一四年の発生(前章のコラム参照)の前にも、多数の豚が死んだと言われており、エボラウイルスに感染した豚から人に感染した可能性についての調査が現在続けられている。

エボラウイルスの犠牲となるチンパンジーとゴリラ

コートジボアールのタイ国立公園はリベリアとの国境近くにあり、西アフリカの熱帯雨林帯の中で最後に残された最大のものである。ここのチンパンジーは狩りが上手であり、さらに椰子の実を割るのにハンマーのような道具を用いることから、一九七九年以来、スイスの霊長類生態研究者のクリストファー・ベッシュたちは長年、行動観察を続けてきていた。しかし、一九八九年にリベリアで内戦が起きてから、多くの難民が家畜を連れて移り住み、森林破壊が進んだ。国立公園の中にまで違法の農地が作られ、チンパンジーの生息地域から二キロメートルのところまで畑は広がり、自然生態系が破壊されていた。

前述のように、一九九四年一一月、この公園で死亡していたチンパンジー(ピーマンと名付けていた)から彼の研究グループの女性がエボラウイルスに感染した(五三ページ)。チンパンジーの群れについて疫学調査が行われた結果、一〇月から一二月にかけて、全部で八頭の死体が見つかった。ピーマンは、組織内にエボラウイルス抗原が見つかったことから確認例とみなされた。ピーマンの死体には一〇頭のチンパンジーが触れているのが観察されていた。これらのうちの七頭が死亡しており、エボラウイルスの感染によるものと推定された。生き残っていた三頭はすべてエボラウイルス抗体が陰性だったため感染しなかったと判定された。ほかに四頭の姿が見えなくなっていて、これらも死亡したと考えられた。結局、感染したチンパンジーはすべて死亡したと考えられ、致死率は一〇〇パーセントと推測された。このグループのチンパンジーは沢山の実をつけたイチジクの樹で長い時間過ごしていた。ここには、齧歯類やオオコウモリなど、いろいろな動物が夜、果実を食べにきていた。ここがウイルス感染を広げる中心になっていたと推定された。

タイ国立公園では、その二年前の一九九二年にも、二週間の間に八頭のチンパンジーが突然死亡するという事態が起きていた。死亡したサルから血液や組織のサンプルが採られていないので、死亡の原因がエボラウイルス感染であるとは断定できないが、病気の症状は今回のものと非常によく似ている。この二回の発生を経験したグループでは、一七年前には約八〇頭いたが三三頭にまで減少した。

コンゴ共和国のロッシ・ゴリラ保護区では長年にわたってゴリラの生態研究が行われていた。ここで二〇〇三年に多くのチンパンジーとゴリラの死亡が起きた。その原因としてエボラウイルスが疑われた。ドイツ・マックスプランク進化人類学研究所とスウェーデン・ウプサラ大学の合同チームによる二〇〇六年の調査の結果、二〇〇二年から二〇〇三年にかけて、個体識別ができていた二三八頭のゴリラのうち、二二一頭(九三パーセント)がエボラウイルス感染で死亡したと推定された。ゴリラは一頭の雄を中心に数頭の雌と子供の群れで行動しているが、ほかの群れのゴリラの死体に近づいて匂いをかぎながら長時間留まっているのが観察されていた。同じ樹に複数の群れがいることもあり、さらにチンパンジーとゴリラがいることもあった。このような行動から、エボラウイルス感染はゴリラの群れの間、またゴリラとチンパンジーの間でも広がっていると考えられたのである。彼らはエボラウイルス感染がロッシだけでなく数千平方キロメートルにわたる地域に広がっていると考えている。

二〇〇六年には「サイエンス」に、少なくとも五〇〇〇頭のゴリラが死亡したという推定が発表され、二〇〇七年にゴリラは絶滅危惧種に指定された。

チンパンジーとゴリラのエボラウイルス感染の広がりを止めるには、ワクチンに頼るほかはない。カニクイザルやアカゲザルで安全かつ有効と判定されたワクチンのうち、ウイルス様粒子ワクチン(九四ページ)が感染性を欠くことから候補ワクチンに取り上げられ、米国の飼育施設のチンパンジーにこのワクチンを接種した結果、安全で抗体の産生も認められた。チンパンジーでエボラウイルスによる攻撃試験を行うことはできないため、ワクチンを接種したチンパンジーの血清がマウスのエボラウイルス感染を阻止することが確かめられ、ワクチンは有効と判断された。さらに餌に混ぜて経口投与する方法などの研究が必要だが、チンパンジーの実験に反対する団体のキャンペーンの結果、二〇一三年米国政府は実験の中止を決定した。このような実験を行えるのは米国だけのため今後の見通しはたっていない。

6　エボラの治療と予防

エボラウイルスの性状

エボラ出血熱に対するワクチンと治療薬は、エボラウイルスの増殖のステップのいくつかを標的として開発が進められている。そこで、やや専門的になるが、予備的知識として、エボラウイルスがどのようにして子孫ウイルスを産生しているか、説明する。なお、マールブルグウイルスもエボラウイルスと同じフィロウイルス科に属しており、以下に述べる内容はマールブルグウイルスにもあてはまる。

動植物や細菌は二分裂で増殖するが、ウイルスは感染した細胞の中で部品（素材）組み立て方式により増殖する。エボラウイルスの素材は、七つのタンパク質（GP、NP、L、VP24、VP30、VP35、VP40）とウイルスRNAである。ウイルス粒子の表面は被膜（エンベロープ）に覆われており、これは感染した細胞の脂質から作られる。エンベロープの表面には棘（スパイク）のように突き出た糖タンパク質（GP）がある。エンベロープの裏側にはマトリックス

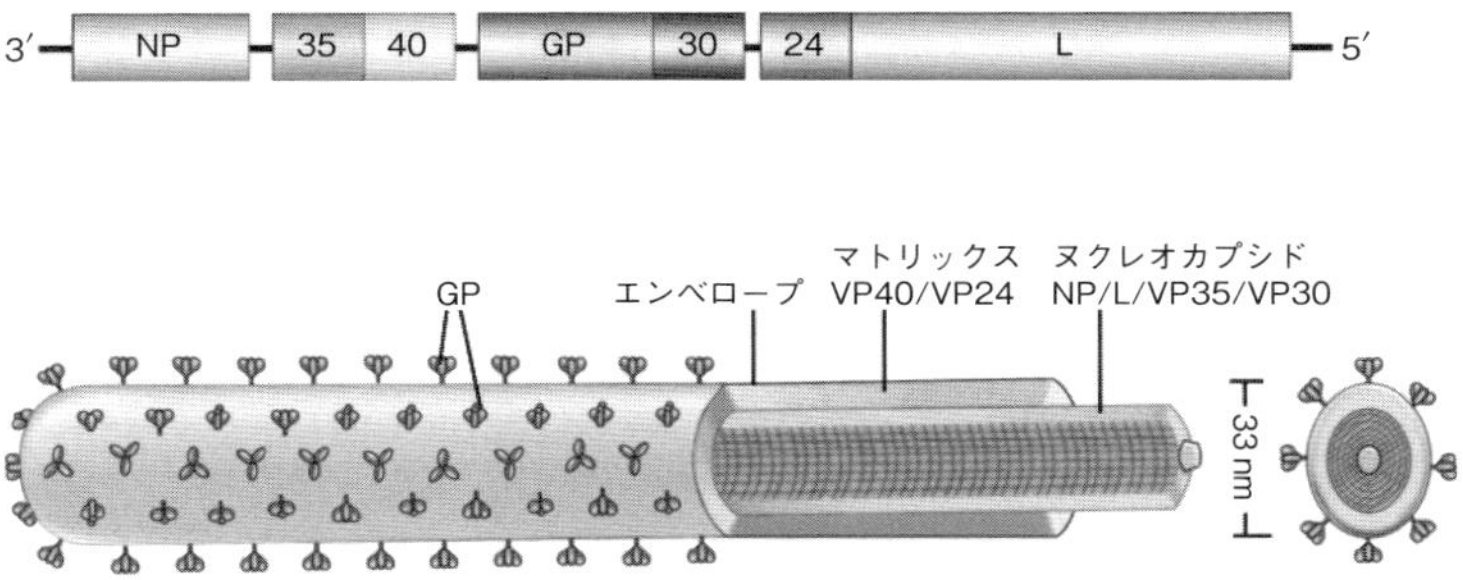

図 16　エボラウイルス模式図（上：ウイルス遺伝子，下：ウイルス粒子）．

と呼ばれる膜があり、これはＶＰ40とＶＰ24からできている。膜の内側はヌクレオカプシドと呼ばれる殻になっていて、ヌクレオタンパク質（ＮＰ）が主な構成成分で、Ｌタンパク質、ＶＰ30およびＶＰ35も含まれている。ウイルスＲＮＡは、このヌクレオカプシドの殻の中に包み込まれている（図16）。

ウイルスの増殖の過程は図17に示すように、まず、ウイルス粒子がＧＰを介して細胞膜に存在するウイルスの受容体に結合する。ＧＰが鍵、ウイルス受容体が鍵穴の役割を果たすのである。こうして、細胞の内部に侵入すると、ウイルスの殻（ヌクレオカプシド）が脱げおち、ＲＮＡが露出される。ＲＮＡにはウイルスの設計図ともいえる遺伝情報が刻まれており、それにしたがって七つのウイルスタンパク質が産生される。引き続いて、ＲＮＡのコピーの合成（複製）が始まる。このステップではＬタンパク質がＲＮＡ合成酵素（ＲＮＡポリメラーゼと呼ばれる）として働き、ヌクレオカプシドにある別の二つのタンパク質、ＶＰ30とＶＰ

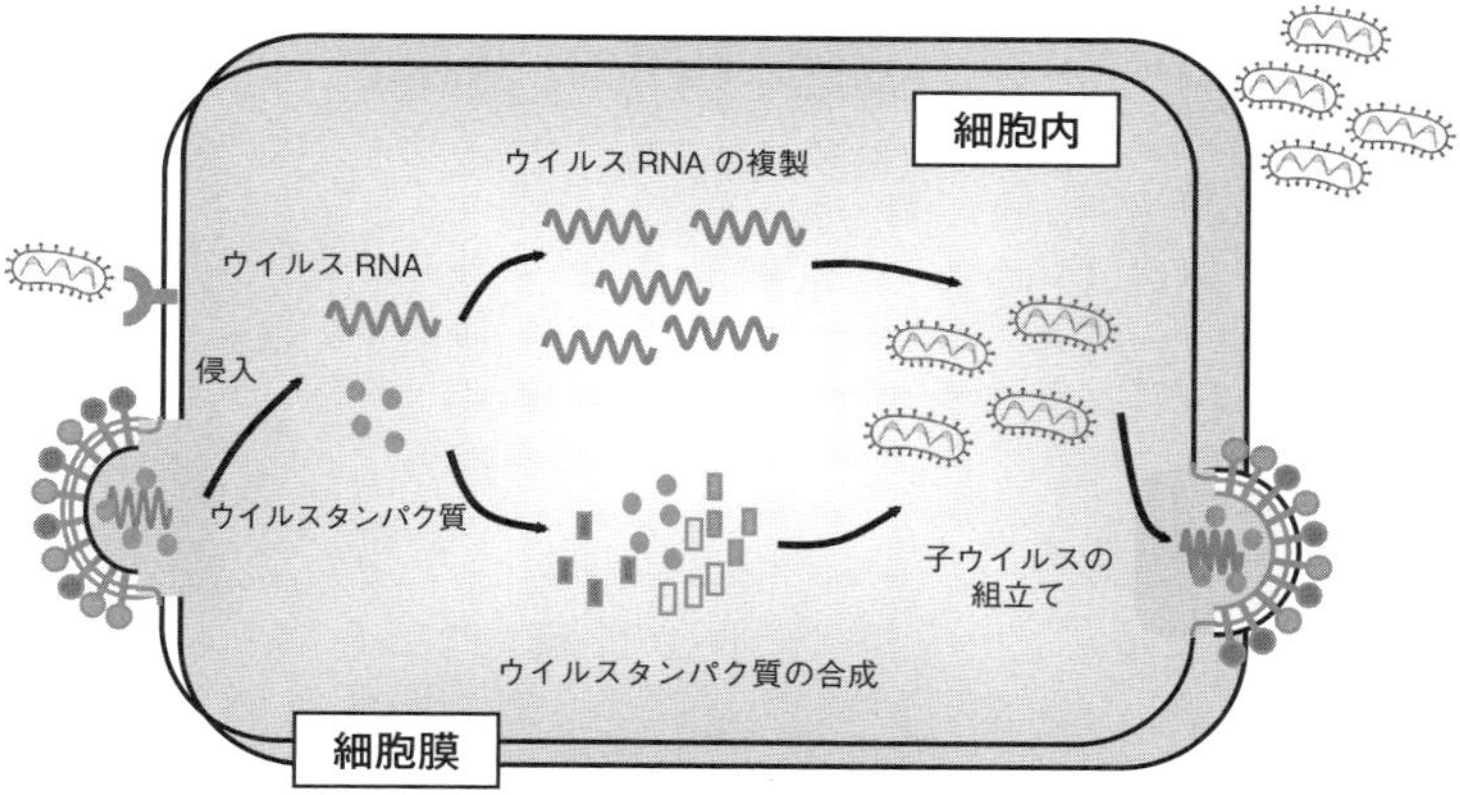

図 17　エボラウイルスの増殖様式.

35も複製を助ける。これらの素材が細胞内で組み立てられてウイルス粒子となり、細胞外に飛び出す際に、細胞膜の脂質を取り込んでエンベロープに包まれた成熟ウイルス粒子となり、周囲の細胞に感染を広げていく。

バイオテロ対策として進んでいたエボラワクチンと治療薬の開発

エボラ出血熱のようにアフリカで散発している病気のワクチンや治療薬の開発に多額の予算を投じる製薬企業はなく、主にＮＩＨ傘下の国立アレルギー・感染症研究所（National Institute of Allergy and Infectious Diseases：ＮＩＡＩＤ）、ＣＤＣ、ユーサムリッドなどの政府機関が取り組んできた。事態を大きく変えたのは、二〇〇一年の同時多発テロの直後に起きた炭疽菌の散布というバイオテロの発生である。前の年にフィロウイルスは天然痘ウイルスなどとともに、バイオテロ対策でもっとも重要なカテゴリーA病原体に指定されていた。天然痘には種痘というすぐれたワクチンがあるのに対して、フィロウイルスはワクチンも治療薬もなく、高い致死率を示すもっとも危険性が高い病原体である。そこで、米国政府はフィロウイルスのワクチンと治療薬の開発に多額の財政支援を決定した。これにより、ベンチャー企業が加わりフィロウイルスのワクチンと治療薬の開発は初めて本格的になったのである。

一方、医薬品の審査を受け持つFDAは、二〇〇二年フィロウイルスのような致死的ウイルスのワクチンの有効性を人での臨床試験で確認するのは倫理的でないとして、二種類の適切な動物モデル[*1]で有効性が確認され、臨床試験で人での安全性と免疫反応(抗体産生)が確認された場合、承認するという規則を決めた。これは一般に「動物規則」と呼ばれている。

二〇〇九年、米国政府はCDCを通じて、エボラウイルスとその遺伝子試料などについて特許を申請した。エボラウイルスの安全な取り扱いを確保し、企業による特許取得で研究に支障を来すおそれがないようにするためである。特許取得後は、無料で研究機関や企業に研究目的で分与することにしている。数回の修正が行われたのち、二〇一四年五月には、申請者たちがウイルスを分離したということには関係なく、エボラウイルスは自然の産物で特許の対象にならないといった見解などが示された。しかし却下されたわけではない。

＊1　ほとんどがマウスとサルのモデルで試験が行われている。マウスの場合にはマウスに順化させたウイルスを用いており、人のエボラ出血熱とは異なる。サルのエボラウイルス感染は人の場合に非常によく似ている。

始まったエボラワクチンの臨床試験

ワクチンによる防御メカニズムには液性免疫と細胞性免疫の二つがある。液性免疫は抗体によるもので、エボラワクチンでは、ウイルスのエンベロープの糖タンパク質（GP）に対する抗体を産生させてウイルスが細胞に結合するのを阻止することを目的としている。一方、細胞性免疫はリンパ球によるもので、エボラワクチンでは、ヌクレオタンパク質（NP）やマトリックスタンパク質のVP40に対する免疫リンパ球を産生させてウイルス感染細胞を破壊することを目的としている。

ワクチンは、いくつかのタイプのものが試みられているが、主なものはベクターワクチンとウイルス様粒子ワクチンの二つで、いずれも組み換えDNA技術により作られている。ベクターワクチンとは、感染防御に働くウイルスタンパク質の遺伝子を運び屋（ベクター）として毒性の低いウイルスなどに組み込んだものである。まだ人体用として実用化されたベクターワクチンはないが、エイズワクチンをはじめ多くのウイルス感染症に対するベクターワクチンの開発が行われている。一方、ウイルス様粒子ワクチンは、B型肝炎ワクチンや子宮頸がん予防のパピローマワクチンとして実用化されている。これは、ウイルスの殻を構成するタンパク質が自然に凝集してウイルス粒子の形をとることを利用したものである。

西アフリカでの流行に対して二〇一五年に使用が期待されているのは、エボラウイルスのGP遺伝子のベクターとして、チンパンジー・アデノウイルス3型(ChAd 3)または水疱性口炎ウイルス(vesicular stomatitis virus：VSV)を用いた、二つのベクターワクチンである。[*1]

チンパンジー・アデノワクチンはNIAIDワクチン研究センターが中心になって開発されたもので、チンパンジー・アデノウイルスに対する抗体を持つ人は少なく、また、人で安全性が高い利点がある。このワクチンはサルで高い防御効果があることが確かめられており、二〇一四年九月初めからグラクソ・スミスクライン社とNIAIDにより、安全性確認のための第一相臨床試験が開始されている。

しかし、このワクチンはサルでは免疫が五週間しか持続しない点に問題がある。二〇一四年に、追加免疫としてMVA天然痘ワクチン[*2]にエボラウイルスGP遺伝子を組み込んだベクターワクチンを接種することで一〇ヶ月免疫効果が持続することが報告された。この基礎免疫ののちに追加免疫する方式はプライム・ブースト方式と呼ばれ、エイズワクチン開発などで試みられているものである。この方式のエボラワクチンは英国のジェンナー・ワクチン研究所が臨床試験を行う予定になっている。

VSVベクターワクチンは、カナダ国立微生物学研究所が開発したもので、VSVのG遺伝子を、エボラウイルスのGP遺伝子に置き換えたものである。カナダ政府からライセンスを獲得したニューリンク・ジェネティックス社が第一相臨床試験を行っている。このワクチンには軽い発熱、悪寒、筋肉痛、頭痛という副作用がある。これらの副作用は軽いとはいっても、エボラの最初の症状とまったく同じであるため、流行地域では混乱を引き起こすおそれが指摘されている。

これらの試験に続いて、安全性と有効性を確認する第二相、第三相試験が二〇一四年一二月にリベリアで、翌年一月にはシエラレオネで始められる予定になっている。ギニアはインフラが整備されていないため試験の対象に入っていない。臨床試験では、チンパンジー・アデノワクチン、VSVベクターワクチン、もしくは偽ワクチン(おそらくインフルエンザまたはB型肝炎ワクチン)が接種される予定である。偽ワクチンの接種は、対照としての有効性の判定に必要だが、倫理的に許されるかといった問題が指摘されている。

順調に行けば、二〇一五年末までに一〇〇万人分のワクチンが供給されるとWHO関係者は述べている。しかしこれではワクチンは、前述のように、流行のピーク(リベリアが四月、シエラレオネが八月)に間に合わないおそれもある。ワクチンの臨床試験から大量生産に持っていくのに普通であれば、五年から一〇年かかる。これを数ヶ月で行うというのは、過去に例をみない対応である。

これらのワクチンとは別の用途で、ユーサムリッドが開発したワクチンが注目されている。

エボラウイルスの糖タンパク質(GP)、ヌクレオタンパク質(NP)、マトリックスタンパク質の遺伝子を発現させると、それぞれがウイルスのような粒子となる。これら三つを混合してカニクイザルに接種した結果、致死的感染を防ぐことができることが二〇〇七年に発表されている。前述のように(八四ページ)、エボラウイルスはチンパンジーやゴリラに大きな被害を与えているため、感染性がなく免疫効果も高いこのウイルス様粒子ワクチンを類人猿に利用しようという計画である。

＊1 水疱性口炎は牛や豚などで口蹄疫に似た水疱などを起こし経済価値が低下するため、日本では家畜伝染病予防法で定める家畜伝染病(いわゆる法定伝染病)、OIEでは加盟国に届出義務があるリスト疾病になっている。家畜にかかわる問題を開発者は知らなかったと推測される。人は濃厚接触で感染することがあり一過性の軽い発熱や水疱などが生じる。

＊2 Modified Vaccinia Ankara の略。弱毒天然痘ワクチンとして二〇一三年にEUで承認されている。

エボラウイルスの増殖と生存戦略を阻止できる治療薬

ウイルスは体外では増殖できない。子孫ウイルスのための設計図となる遺伝情報を持っているだけで、それにしたがってウイルスタンパク質を作るのは、感染した動物の細胞の代謝に依存している。そのため、ウイルスの増殖を抑える薬は身体の細胞にも悪影響を与えて副作用を起こすおそれがある。ウイルスだけが持っている増殖の仕組みをうまくねらわなければならないのである。試験管の中で増殖できる細菌に対する抗生物質のような効果のある治療薬の開発はウイルスでは非常に難しく、ある程度、ウイルス増殖を抑えることができる抗ウイルス剤で実用化されているのは、インフルエンザ、ヘルペス、エイズなど少数のウイルスに限られている。

エボラ出血熱の治療薬の開発では、まずエボラウイルスを感染させた培養細胞でウイルスの増殖を抑制する効果のある化合物を候補薬として選び出し、エボラウイルスを感染させたマウスで治療効果を調べ、効果が見られたものについて、カニクイザルかアカゲザルでの治療効果を確かめている。

最初の臨床試験は、カナダのテクミラ・ファーマシューティカルズ社のTKMエボラという薬で、二〇一四年一月から開始されている。これはエボラウイルスのLタンパク質、VP24およびVP35を標的として、それらの遺伝子の機能に干渉する働きを示す小さなRNAを脂質二重膜の微小粒子の中に封入したものである。Lタンパク質はウイルスRNAを合成する酵素である(八八ページ)。VP24とVP35はインターフェロンの産生の経路を阻止する機能を持つ。ウイルスに感染するとまず自然免疫が働いてウイルスを排除しようとするが、インターフェロンはその自然免疫の重要な担い手となる。エボラウイルスは、インターフェロンの産生を抑制して免疫システムを麻痺させることにより自然免疫を逃れるという巧妙な生存戦略を持っているため、高い致死率を示すと考えられている。TKMエボラは、エボラウイルスの増殖と生存戦略の両方の阻止をねらったものである。

ジーマップ(ZMapp)は米国のマップ・バイオファーマシューティカル社がユーサムリッドと共同で開発したもので、エボラウイルスのエンベロープの糖タンパク質(GP)の中の三つの抗原決定基(抗体と結合する領域)に対するモノクローナル抗体を混合した抗体医薬である。抗体がGPに結合して、ウイルスの細胞内への侵入を防ぐ効果が期待されている。モノクローナル抗体はマウスで作製するので、人では重い副作用のおそれがある。そこで、抗原決定基に結合する部分だけがマウス抗体の遺伝子で、ほかは人の抗体の遺伝子に組み換えたキメラ遺伝子が構築され、大量生産が可能なタバコの葉で産生されている。二〇一四年九月には、サルにエボラウイルスを接種したのち五日目から投与して死亡を防いだことが報告された。米国などで七人の患者に緊急的に投与されている。近く臨床試験に入る予定である。

ファビピラビルは、富山化学工業がインフルエンザウイルスRNAの複製を阻害する抗インフルエンザ薬として開発したもので、日本では新型インフルエンザ流行に備えて製造販売が承認されている。ドイツ・ハンブルクのベルンハルト・ノホト熱帯医学研究所のグループがこの薬をエボラ治療薬の候補に取り上げ、まずヴェーロ細胞でのエボラウイルス増殖を抑制することを見いだし、ついでマウスで発病防止効果があることを確かめた。現在、富山化学工業の親会社の富士フイルムホールディングスが提携している米国のメディベクター社がサルでの治療効果を調べている。一方、フランス国立保健医学研究所（ＩＮＳＥＲＭ）が二〇一四年一二月一七日から、ギニア・ゲケドゥの国境なき医師団の治療センターで臨床研究を始めている。対照グループを設けることは倫理的でないとして、治療センターに受診する患者で希望する人にはすべて投与することになっている。

ファビピラビルと同様にほかのウイルス感染症のために開発された薬でエボラ治療薬として試験が行われているものに、米国カイメリックス社のブリンシドフォビルがある。元は、ヘルペスウイルスの一種のサイトメガロウイルスによる網膜炎に対して承認されたシドフォビルで静脈注射用だったが、腎臓障害を起こすおそれがあるため、経口投与に改良されたものである。ＦＤＡからヘルペスウイルス感染症や天然痘バイオテロ対策用として優先的に審査が受けられる医薬品に指定され、第三相臨床試験に進んでいた。エボラウイルスに対しては、ＣＤＣなどでウイルス増殖の抑制効果が確認され、動物モデルでの試験が行われている。二〇一五年一月二日から、リベリア・モンロビアの国境なき医師団の治療センターでエボラ患者での臨床試験が開始されている。ここでも対照グループは置かれていない。

7　エボラと日本

国際伝染病から一類感染症へ

一九七六年、ザイールに出現した九〇パーセント近い致死率のエボラ出血熱は日本の公衆衛生関係者にも大きな衝撃を与えた。厚生省は次のような定義で国際伝染病という概念を設けた。「国内に存在せず、予防法、治療法が確立していないため、致命率が高く、かつ伝染力が強いので、患者及び検体の取り扱いに特殊の施設を必要とする疾病」で、具体的にはマールブルグ病、ラッサ熱、エボラ出血熱の三つが指定された。そして、公衆衛生審議会の伝染病部会の中に国際伝染病小委員会が設けられ、私も委員として参加した。

もっとも重要な課題は、ウイルス検査のためのレベル４実験室(当時はＰ４実験室の名前)の建設だった。私はその二年前、三ヶ月にわたってＷＨＯフェローとして米国とヨーロッパの霊長類研究施設を調査した際、ユーサムリッドやＣＤＣのレベル４実験室の状況を視察していたので、一九七七年夏、予研の北村敬博士、清水文七博士、民間の建物、設備の専門家とともに米国へ出発した。ＣＤＣでは本格的なレベル４実験室が完成したところだった（図８参照）。英国ポートンダウンのＭＲＥも訪れ、プラットが感染した実験室などを見せてもらった。

この訪問で得られた数々の資料などを参考にして国内の関連施設の整備が行われた。レベル４実験室は一九八一年に予研（現・国立感染症研究所）の村山庁舎に完成した。米国、英国および一九八〇年に南アフリカ・ヨハネスブルクに建設された国立ウイルス研究所のレベル４実験室についで世界四カ国目のものとなった。一方これが完成した頃、理化学研究所は、私たちが提供した資料をもとに、遺伝子組み換え実験のためのレベル４実験室の建設を始めた。一九七六年に米国ケンブリッジでハーバード大学の遺伝子組み換え実験用のレベル３実験室に反対する市民運動が起こり、その動きが世界各国に広がっていた最中だった。地元の谷田部町（現・つくば市）でレベル４実験室建設への反対運動が起こり、これがきっかけで武蔵村山市は事前の説明が不十分だったと反発した。そのため、厚生省の指示でレベル４のウイルスを用いる実験は中止された。それから三〇年あまり、レベル４実験の必要性は学術会議でも勧告されたが、厚生省が地元に働きかけた様子はなく、今でもレベル３の実験だけが行われている。二〇一四年一一月中旬、厚生労働省はやっと腰をあげて地元との対話を始めた。

現在、世界には四〇カ所以上（アジアでは中国、台湾、韓国、インド）にレベル４実験室が設置されている。Ｇ８の加盟国でレベル４実験室が稼働していないのは日本だけである。

患者の隔離病棟は都立荏原病院に設けられ、プラスチック製アイソレーターが設置された。これは、エボラウイルスに実験室内で感染したジェフ・プラットが収容されたものと同じタイプである。定期的演習で健康者が収容されていたが、実際の患者としては東大医科研で見つかったラッサ熱患者が収容されただけでのちに撤去された。

一九九八年に一〇〇年間続いていた伝染病予防法が改正されて感染症法となり、国際伝染病はペストや天然痘とともに一類感染症に指定された。一類感染症の患者の隔離病室は、特定感染症指定医療機関として東京新宿区の国立感染症研究所に隣接する国立国際医療研究センター、成田空港近くの成田赤十字病院、関西空港近くのりんくう総合医療センター、第一種感染症指定医療機関として全国四五(二〇一四年一一月現在)の病院に設けられている。私はりんくう総合医療センターの高度安全病室を見せてもらったが、スラマー(警察のブタ小屋)と呼ばれるユーサムリッドの隔離病室、閉所恐怖症が問題になった荏原病院のプラスチック製アイソレーターとはまったく異なり、外観は普通の病室だった。

自主規制で放置された病原体の管理

一九六七年のマールブルグ病の発生を受けて、CDCは病原体を危険度に応じてクラス1〜4に分類した。クラス1は、生ワクチンのウイルスのようにほとんど危険性のない病原体である。クラス2には、大部分の細菌とウイルスが含まれる。クラス3は、重症になることが多く、より危険性の高い病原体で、ペスト菌、コレラ菌、ヒト免疫不全ウイルスなどである。クラス４はもっとも危険性の高いもので、エボラウイルス、マールブルグウイルス、ラッサウイルス、ニパウイルスなど、ウイルスだけが指定されている。実験室は、この分類にしたがってＰ１～Ｐ４実験室（現在はバイオセーフティ・レベル）と呼ばれた。

予研では一九七五年、ＣＤＣの分類を参考にして、病原体の危険度分類と、それにもとづく病原体安全管理規定（案）が作成された。案としたのは、実験室設備の整備ができていなかったためである。一九八〇年レベル４実験室の完成を受けて、案の文字は削除され「病原体等安全管理規定」になった。これは予研の自主規制のための規則だが、国内の多くの研究機関がこれに準拠した規則を作り、実質的に国の指針のような役割を果たしてきた。

一九七六年から、ＷＨＯは国際的な指針を作成する作業を開始した。当時、危険度分類にもとづく病原体の管理規定ができていたのは米国のほかには日本と英国だけであり、この三カ国の分類をもとに国際的整合性を考慮した指針が一九八三年に作成された。

一方、国としての病原体の管理規定の作成を私たちは二〇年近く要望してきたが、各研究機関での自主規制にゆだねられたままで、バイオテロ対策として国の病原体管理規定が制定されたのは一九九八年である。

◆コラム　レベル4実験室

レベル4実験室には、グローブボックス方式とスーツ方式の二通りがある。前者はステンレススチールの密閉したキャビネットの中にウイルスを封じ込めるもので、肘まで入る長いゴム手袋を介してキャビネット内で実験操作を行う。実験終了後はキャビネット内のウイルスをすべて滅菌するという、完全閉鎖系で、実験者は防護対策の必要がない。国立感染症研究所のものはこのタイプである。これは検査などの単純な作業では問題ないが、最新の実験機器を用いる実験はできないため、宇宙服を改造したスーツを着用する方式が普及してきた。実験者を陽圧のスーツに封じ込めるもので、普通の実験室と同様の実験ができる。スーツを脱ぐ際には、薬液シャワーでスーツに付着したウイルスを不活化し洗い流す。

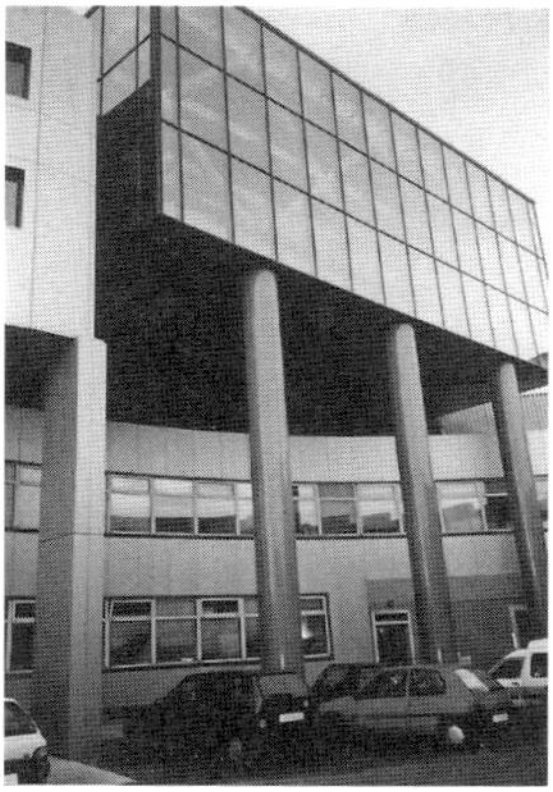

ジャン・メリュー P4 実験室外観(1999 年，筆者撮影).

私が訪れたレベル4実験室の中でユニークなものは、ＩＮＳＥＲＭに設置されたジャン・メリューＰ４実験室である。建設費は、メリュー財団会長のシャルル・メリューがＩＮＳＥＲＭのウイルス研究者フェビアン・ワイルドの要請に応えて寄付したもので、実験室名は飛行機

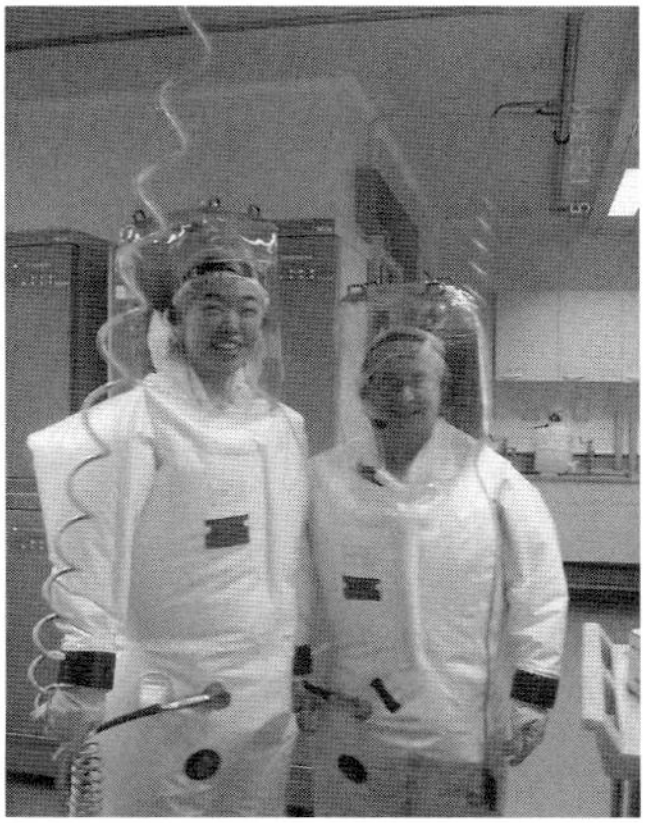

P4 実験室内．左はニパウイルスの実験中の東大医科研・米田美佐子准教授（甲斐知恵子博士が外側の廊下から撮影）．

事故で死亡した息子の名前をとっている。ワイルドは私の古くからの友人で、彼の話では寄付の条件はただひとつ、メリューが生きている間に完成させることだったという。一九九九年、開所式がシラク大統領出席のもとで行われ、メリューはその二年後に亡くなった。

リヨン高等師範学校と高速道路に挟まれた敷地に余裕がなかったため、地下七メートルまで埋めた巨大な三本の柱で支えられて、ＩＮＳＥＲＭの建物の上に建設されている。設備はフランスの原子力産業の技術を利用した斬新なものに改良されている。

五キログラムあるＣＤＣの重いスーツに比べてＩＮＳＥＲＭのものは二キログラムと軽くて動きやすく、透明なため見た目にもすっきりしている。外部廊下と実験室の間は厚さ三・五センチメートルの透明ガラスで隔てられ、外壁のガラス窓を通して実験室内から外の景色が見える。薬液シャワーは、ＣＤＣでは天井から三分間出る普通のシャワー方式だが、ＩＮＳＥＲＭでは四隅に三個ずつのノズルが合計一二個あって、エアポンプで上、中、下から四分間吹きつけられる。

診断はアメリカに頼ってきた日本

一九七五年三月、東北大学医学部の三人の外科医師が相次いで発熱し、肝臓や脾臓の腫れなどの重い症状で入院した。彼らがニホンザルを使った腎臓移植の実験にたずさわっていたため、サルからマールブルグ病に感染した疑いが掛けられた。ちょうど、南アフリカでマールブルグ病が発生した時だったのである。私は東北大学の石田名香雄医学部長から依頼されて、七月に患者のサンプルをCDCのカール・ジョンソンに送って検査を依頼した。[*1] 九月に結果が戻ってきた。マールブルグ病ではないとのことだった。のちに、ハンタウイルス感染によることが明らかになった。[*2]

一九八七年に医科研附属病院で見つかったラッサ熱患者では、レベル4実験室はできていたが、レベル4ウイルスの使用が禁止されていたため、確定診断からウイルス陰性を確認するまで、CDCに検査を依頼した。一九九二年に千葉県で見つかったエボラ出血熱の疑い例もCDCでの検査に頼った(コラム参照)。

これらはすべて、予研の倉田毅部長または私が個人的に依頼したもので、厚生省はまったくかかわっていない。のちに、CDCのウイルス・リケッチア部長ブライアン・マーヒーは、日本政府からWHOを通して依頼するべきものであると語っていた。彼には予研のレベル4実験室を見せたこともあるが、レベル4実験室として稼働させない日本政府の対応に首をかしげていた。

＊1　ウイルス専門家で、センダイウイルスの分離で有名。

＊2　一九五一年の朝鮮戦争の際、発熱、筋肉痛、皮膚の点状出血を伴う韓国型出血熱が国連軍兵士の間で出現し、三二〇〇名以上が発病し、一二一名が死亡した。原因ウイルスを保有するセスジネズミが捕獲された三八度線に近いハンターン河（漢灘江）にちなんで、この名前が付けられた。

◆コラム　千葉でのエボラ出血熱騒ぎ

一九九二年一〇月七日、千葉市の四五歳の男性が原因不明のまま死亡した。翌日、解剖が行われ肝臓や腸管に広範囲の出血が見つかった。彼は九月中旬にケニアとザイールでの旅行から帰ったばかりだった。九月一六日にはザイール・キンシャサの北部にある自然公園に生息する野生のゴリラを観察するツアーに参加していた。九月二〇日に帰国したが、その際には自覚症状はなく、検疫所に立ち寄ることもなかった。そして観察ツアーから一一日目に発病し六日で死亡したのである。

サルからの感染が疑われ、翌九日に予研に血清が送られた。予研にはレベル4実験室はあるが、エボラウイルスを取り扱えないため、CDCで作製したホルマリンで不活化したエボラウイルス感染細胞が診断用に備えられていた。これにサンプルを加えると、ウイルス抗体があれば蛍光が見られる試験であって、送られてきた血清では弱い蛍光が見られたため、疑陽性と判定された。そこで、詳細な検査のためにCDCへ患者のサンプルが送られた。エボラ出血熱の疑似患者の出現という、これまでにない事態に直面した千葉市では緊急の対策会議が開かれた。二次感染を防ぐために接触者を調べた結果、直接患者の血液に触れ、解剖も行った主治医をはじめ看護師、一緒にアフリカ旅行をした甥など三三名がリストにあげられた。皆、健康状態は良好であり健康監視が行われることになった。

一ヶ月後の一一月九日、CDCから返事があり、原因はまだ明らかではないが、少なくともエボラウイルス感染ではないことが伝えられ、エボラ出血熱騒ぎはおさまった。翌年一月四日、診断結果が送られてきた。熱帯熱マラリアだった。

日本はバイオテロ容認国?

米国の生物兵器研究とバイオテロ対策に日本が深くかかわっていたことは、ほとんど知られていない。第二次世界大戦の最中に米国では前述のように生物兵器研究が始まった。そのきっかけは七三一部隊長石井四郎の動向にかかわるものである。一九三九年、彼の細菌研究室がある陸軍軍医学校助教授がロックフェラー研究所を訪ねてきて、黄熱ワクチン開発のためと称して強毒の黄熱ウイルスの分与を依頼した。すでに国際連盟が黄熱ウイルスをアジアに持ち込むことを禁じていたため、この依頼は拒否された。その後も別のルートで同じ依頼が持ち込まれた。日本人が黄熱ウイルスの入手に二回失敗したことは、国務省に報告された。それから二〇ヶ月ほどのち、一九四〇年一〇月四日、日本の飛行機が上海の南、浙江省で腺ペストの散布を行った疑いが生じ、翌年一一月四日にも湖南省で同様の事態が発生した。黄熱と腺ペストの事件から米国は日本からの生物兵器攻撃の潜在的脅威について議論を始めた。その直後に真珠湾攻撃が起こり、生物兵器に関する委員会が設立されジョージ・メルク(製薬会社メルクの社長)が委員長に任命された。この委員会の勧告により、一九四三年に陸軍のキャンプ・デトリック生物兵器実験施設が設立された。これが終戦後フォート・デトリック生物研究所になり、現在はユーサムリッドになっている。

東西冷戦終結の翌年、一九九二年、ソ連の生物兵器開発計画の最高責任者ケン・アリベックが米国に亡命した。彼がもたらした情報は、ソ連が天然痘ウイルスを大量に製造し、その一部は北朝鮮、イラクなどに流出したというものだった。この情報から米国がバイオテロの潜在的危険性を検討しはじめて間もなく、一九九五年にオウム真理教によるサリン事件が起きた。そこで明らかになったことは、オウム真理教信者が一九九二年にザイールまで出かけてエボラウイルスの入手を試みていたこと、一九九三年には炭疽菌を東京・亀戸周辺で散布していたことである。[*1] 日本ではオウム真理教のエボラウイルスや炭疽菌に関する行動にはあまり関心が寄せられなかったが、米国はサリンよりも炭疽菌テロ実行の事実を深刻に受け止めた。それまで、バイオテロは起こるかもしれないと見なされていたが、いつ起こるかという現実の問題になったのである。

一九九九年米国議会はバイオテロへの体制を強化することを決定し、CDCはバイオテロ対策室を設置した。バイオテロに用いられるおそれのある病原体はA、B、Cの三つのカテゴリーに分けられた。もっとも危険性が高いカテゴリーAには、天然痘ウイルス、フィロウイルス（エボラとマールブルグウイルス）、ラッサウイルスなどが指定された。炭疽菌の管理が野放しで世界最初のバイオテロを起こした日本はバイオテロ容認国とみなされ、日本への病原体やその遺伝子の分与は禁止された。国立感染症研究所ではエボラウイルス抗体や抗原の検査は、エボラウイルス遺伝子から産生した組み換えタンパク質に頼っているが、そのウイルス遺伝子はバイオテロ容認国になる前にCDCから分与されていたものである。

現在、スーツ方式のレベル4実験室を長崎大学に設置する計画が進んでいる。日本のウイルス学にとって大変歓迎すべきことである。一方で、気にかかることは大学の施設でのバイオセキュリティの体制である。レベル4実験室では、バイオセーフティだけでなく、ウイルスがバイオテロなどに利用されるのを防止するバイオセキュリティがとくに重要視されており、海外では国の安全保障を担当する政府機関がレベル4実験室に深くかかわっている。バイオテロが起きた場合、国としての責任が国際的に問われるのである。ふたたびバイオテロ容認国のレッテルが貼られることがないよう、しっかりした責任体制を確立して、このレベル4実験室が安全に稼働されることを願ってやまない。

＊1　この時に散布された炭疽菌は教団の製造責任者・遠藤誠一が細菌学の知識に欠けていて、毒力のないワクチン株を用いたため、病人はでなかった。

おわりに

二〇世紀は、天然痘の根絶が達成され、ポリオや麻疹の根絶計画の開始といった、「感染症の根絶を目指した世紀」となった。しかし、一方でマールブルグウイルス、ラッサウイルス、エボラウイルスと相次いで新しい致死的ウイルスが出現し、エイズ、ヘンドラウイルス、ニパウイルス、西ナイル熱などが続いた。二一世紀に入るとすぐに重症急性呼吸器症候群（サーズ）、高病原性鳥インフルエンザが出現し、私の著書のタイトルのように、「エマージングウイルスの世紀」となっている。

西アフリカで二〇一三年一二月にひとりの子供から広がったエボラ出血熱は、エマージングウイルスの脅威をまざまざと見せつけている。二〇一四年一二月末には約二万人が発病し八〇〇〇人近くが死亡している。一九七六年のザイールでの最初の発生から約四〇年間で最大かつもっとも長期間続く流行となった。

ウイルスは三〇億年前に地球上に出現した。フィロウイルス（エボラとマールブルグウイルス）の遺伝子はワラビー、オポッサム、コウモリの染色体にも組み込まれており、フィロウイルスが少なくとも一〇〇〇万年以上前から哺乳類と一緒に進化してきたことが推測されている。エボラウイルスは、二〇万年前に生まれた現世人類(ホモ・サピエンス)よりもはるか昔から自然宿主に共生し、本来の宿主でない人間に感染することでキラーウイルスに変身している。そして、内戦による荒廃、貧困、公衆衛生の破綻などは、人の間でのウイルスの伝播に好適な環境を作りだしている。エボラ出血熱の流行は現代社会が生み出しているのである。

一九七六年にエボラ出血熱が発生した際、日本では政治主導で迅速な対策が行われ、レベル4実験室は世界で四カ国目に建設された。しかし、その後の政府の怠慢でレベル4として稼働されないまま現在に至ってしまった。その間にウイルス学はめざましい進展を遂げ、西アフリカでの流行では、分離ウイルスのゲノムの解析も短期間で行われ、その結果はインターネットを通じて瞬時に世界中に流されている。居ながらにしてリアルタイムでウイルスの動きを把握できるようになったのである。日本のウイルス学は世界でトップクラスだが、残念ながらエボラウイルスの研究に生かせる体制にはなっていない。治療薬ジーマップと同様のモノクローナル抗体などの研究を行っている北海道大学高田礼人教授たちは、生きたウイルスの実験にカナダのレベル4実験室まで出かけなければならない。

エマージングウイルスによる感染はアフリカだけではない。アジアには、オオコウモリを自然宿主とするニパウイルスがあり、致死率七〇パーセントを示している。一九九九年にマレーシアで最初に発生したのち、二〇〇一年からはインドとバングラデシュで毎年患者がでている。人から人への伝播も起きている。効果的なニパワクチンを東大医科研の甲斐知恵子教授たちが開発しているが、生きたウイルスを用いる実験はリヨンとカナダのレベル4実験室で行っている。アジアの問題にも日本のウイルス学が貢献できる体制はできていないのである。

本書をまとめるにあたっては、テキサス大学教授フレッド・マーフィー博士、東大医科研教授・甲斐知恵子博士、同准教授・米田美佐子博士、国立感染症研究所獣医科学部長・森川茂博士、東京大学大学院農学生命科学研究科准教授・芳賀猛博士から有益なご意見をいただいた。文献のダウンロードでは、東大医科研助教・藤幸知子博士に協力していただいた。刊行にあたっては、岩波書店自然科学書編集部・田中太郎および加美山亮の両氏に大変お世話になった。これらの方々に御礼申し上げる。

参考文献

プロローグ

山内一也：エマージングウイルスの世紀．河出書房新社．1997．

ジョン・G. フラー（宮祐二訳）：熱病．立風書房．1975．

1章

山内一也：エマージングウイルスの世紀．河出書房新社．1997．

ケン・アリベック（山本光伸訳）：バイオハザード．二見書房．1999．

Klenk H-D (ed.): *Marburg and Ebola Viruses*. Springer. 1999.

ローリー・ギャレット（山内一也監訳．野中浩一，大西正夫訳）：カミング・プレイグ 上巻．河出書房新社．2000．

山内一也：キラーウイルス感染症．双葉社．2001．

Ndayimirije N, Kindhauser MK: Marburg hemorrhagic fever in Angola-Fighting fear and a lethal pathogen. *N.E.J.Med.* **352**: 2155-2157. 2005.

Bausch DG, Nichol ST, Muyembe-Tamfum JJ, et al.: Marburg hemorrhagic fever associated with multiple genetic lineages of virus. *N.E.J.Med.* **355**: 909-919. 2006.

Towner JS, Khristova ML, Scaly TK, et al.: Marburgvirus genomics and association with a large hemorrhagic fever outbreaks in Angola. *J.Virol.* **80**: 6497-6516. 2006.

Towner JS, Amman BR, Sealy TK, et al.: Isolation of genetically diverse Marburg viruses from Egyptian fruit bats. *PLoS Path.* **5**(7): e 1000536. 2009.

Amman B, Carroli SA, Reed ZD, et al.: Seasonal pulses of Marburg virus circulation in juvenile *Rousettus aegyptiacus* bats coincide with periods of increased risk of human infection. *PLoS Pathog.* **8**(10): e 1002877. doi: 10.1371/journal.ppat.1002877. 2012.

Albariño CG, Shoemaker T, Khristova ML: Genomic analysis of filoviruses

associated with four viral hemorrhagic fever outbreaks in Uganda and the Democratic Republic of the Congo in 2012. *Virology*. **442**: 97-100. 2013.

2 章

ジョン・G. フラー(宮祐二訳)：熱病．立風書房．1975.

McCormick JB, Fisher-Hoch S.: *The Virus Hunters*. Bloomsbury. 1996.

山内一也：エマージングウイルスの世紀．河出書房新社．1997.

山内一也：キラーウイルス感染症．双葉社．2001.

Haas WH, Breuer T, Pfaff G, et al.: Imported Lassa fever in Germany: Surveillance and management of contact persons. *Clin. Infect. Dis.* **36**: 1254-1258. 2003.

3 章

Johnson KM, Webb PA, Lange JV, et al.: Isolation and partial characterization of a new virus causing acute haemorrhagic fever in Zaire. *Lancet*. **1**: 569-571. 1977.

ウィリアム・T. クローズ(羽生真訳)：エボラ．文藝春秋．1995.

山内一也：エマージングウイルスの世紀．河出書房新社．1997.

Formenty P, Hatz C, Le Guenne B, et al.: Human infection due to Ebola virus, subtype Cote d'Ivoire: Clinical and biologic presentation. *J.Infect. Dis.* **179**: S 48-S 53. 1999.

Muyembe-Tamfum JJ, Kipasa M, Kiyungu C, et al.: Ebola outbreak in Kikwit, Democratic Republic of the Congo: Discovery and control measures. *J.Infect. Dis.* **179**: S 259-S 262. 1999.

ローリー・ギャレット(山内一也監訳．野中浩一，大西正夫訳)：カミング・プレイグ 上巻．河出書房新社．2000.

山内一也：キラーウイルス感染症．双葉社．2001.

ローリー・ギャレット(山内一也監訳．野中浩一訳)：崩壊の予兆 上巻．河出書房新社．2003.

山内一也：地球村で共存するウイルスと人類．日本放送出版協会．2006．

Wamala JF, Lukwago L, Malimbo M, et al.: Ebola hemorrhagic fever associated with novel virus strain, Uganda, 2007-2008. *Emerg. Infect. Dis.* **16**: 1087-1092. 2010.

Miranda MEG, Miranda NLJ: Reston ebolavirus in humans and animals in the Philippins: A review. *J.Infect. Dis.* **204**: S 757-S 760. 2011.

Piot P: *No Time to Lose. A Life in Pursuit of Deadly Viruses*. W. W. Norton & Company. 2012.

Pan Y, Zhang W, Cui L, et al.: Reston virus in domestic pigs in China. *Arch. Virol.* **159**: 1129-1132. 2014.

Quammen D: *Ebola: The Natural and Human History*. Kindle ed. Vintage Digital. 2014.

4章

Althouse CL: Estimating the reproduction number of Ebola virus (EBOV) during the 2014 outbreak in West Africa. *PLoS Currents Outbreaks*. 2014.
doi: 10.1371/currents. outbreaks. 91afb5e0f279e7f29e7056095255b288.

Baize S, Pannetier D, Oestereich L, et al.: Emergence of Zaire Ebola virus disease in Guinea-Preliminary report. *N.E.J.Med.* **371**: 1418-1425. 2014.

Fasina FO, Shittu A, Lazarus D, et al.: Transmission dynamics and control of Ebola virus disease outbreak in Nigeria, July to September 2014. *Euro Surveill*. **19**(40): Article 3. 2014.

Fisman D, Khoo E, Tuite A: Early Epidemic dynamics of the West African 2014 Ebola outbreak: Estimates derived with a simple two-parameter model. *PLoS Currents Outbreaks*. 2014.
doi: 10.1371/currents. outbreaks. 89c0d3783f36958d96ebbae97348d571.

Gire SK, Goba A, Andersen KG, et al.: Genomic surveillance elucidates

Ebola virus origin and transmission during the 2014 outbreak. *Science*. **345**: 1369-1372. 2014.

Meltzer M, Atkins CY, Santibanez S, et al.: Estimating the future number of cases in the Ebola epidemic — Liberia and Sierra Leone, 2014-2015. *Morbidity Mortality Weekly Rep*. **63**(03): 1-14. Sept. 26, 2014.

Preston R: The Ebola wars. *New Yorker*. Oct. 27, 2014.

Schieffelin JS, Shaffer JG, Goba A, et al.: Clinical illness and outcomes in patients with Ebola in Sierra Leone. *N.E.J.Med.* **371**: 2092-2100. 2014.

Saéz AM, Weiss S, Nowak K, et al.: Investigating the zoonotic origin of the West African Ebola epidemic. *EMBO Mol. Med*. December 2014. doi: 10.15252/emmm.201404792.

5章

Formenty P, Boesch C, Wyers M, et al.: Ebola virus outbreak among wild chimpanzees living in a rain forest of Cote d'Ivoire. *J.Infect. Dis*. **179**: S 120-S 126. 1999.

Allela L, Bourry O, Pouillot R, et al.: Ebola virus antibody prevalence in dogs and human risk. *Emerg. Infect. Dis.* **11**: 385-390. 2005.

Leroy EM, Kumulungu B, Pourrt X, et al.: Fruit bats as reservoirs of Ebola virus. *Nature*. **438**: 575-576. 2005.

Bermejo M, Rodriguez-Teijeiro JD, Illera G, et al.: Ebola outbreak killed 5000 gorillas. *Science*. **314**: 1564. 2006.

Walsh PD, Breuer T, Sanz C, et al.: Potential for Ebola transmission between gorilla and chimpanzee social groups. *Amer. Nat.* **169**: 684-689. 2007.

Taniguchi S, Watanabe S, Masangkay JS, et al.: Reston Ebolavirus antibodies in bats, the Philippines. *Emerg. Infect. Dis.* **17**: 1559-1560. 2011.

Weingartl HM, Embury-Hyatt C, Nfon C, et al.: Transmission of Ebola

virus from pigs to non-human primates. *Scientific Reports*. **2**: Article number 811. 2012.

6章

Jones SM, Feldman H, Stroeher U, et al.: Live attenuated recombinant vaccine protects nonhuman primates against Ebola and Marburg viruses. *Nature Med*. **11**: 786-790. 2005.

Sanchez A, Geisbert TW, Feldman H: Filoviridae: Marburg and Ebola viruses. In Knipe DM, Howley PM (eds.): *Fields Virology*. 5th ed. pp. 1409-1448. 2007.

Warfield KL, Swenson DL, Olinger GG, et al.: Ebola virus-like particle-based vaccine protects nonhuman primates against lethal Ebola virus challenge. *J. Infect. Dis*. **196**: S 430-S 437. 2007.

Geisbert T, Lee AC, Robbins M, et al.: Postexposure protection of non-human primates against a lethal Ebola virus challenge with RNA interference: a proof-of-concept study. *Lancet*. **375**: 1896-1905. 2010.

Geisbert TW, Feldman H: Recombinant vesicular stomatitis virus-based vaccines against Ebola and Marburg virus infections. *J. Infect. Dis*. **204**: S 1075-S 1081. 2011.

山内一也：エボラ出血熱のワクチンと治療薬．科学．11月号．1125-1130．2014．

山内一也，三瀬勝利：ワクチン学．岩波書店．2014．

Branswell H: Improved Ebola situation in Liberia may complicate vaccine trials. *Sci. Amer*. Nov. 17, 2014. http://www.scientificamerican.com/article/improved-ebola-situation-liberia-may-complicate-vaccine-trials/

Morello L, Nature News Blog: Millions of doses of Ebola vaccine to be ready by end of 2015. *Sci. Amer*. Oct. 27, 2014. http://www.scientificamerican.com/article/millions-of-doses-of-ebola-vaccine-to-be-ready-by-end-of-2015/

Oesterreich L, Lüdtke A, Wurr S, et al.: Successful treatment of advanced

Ebola virus infection with T-705 (favipiravir) in a small animal model. *Antiviral Res.* **105**: 17-21. 2014.

Qiu X, Wong G, Audet J: Reversion of advanced Ebola virus disease in nonhuman primates with ZMapp. *Nature*. **514**: 47-53. 2014.

Stanley D, Honko AN, Asiedu C, et al.: Chimpanzee adenovirus vaccine generates acute and durable protective immunity against ebolavirus challenge. *Nature Med.* **20**: 1126-1129. 2014.

Turone F: Doctors trial amiodarone for Ebola in Sierra Leone. *Brit. Med. J.* **349**: g 7198. 2014.

Warfield KL, Goetzman JE, Biggins JE, et al.: Vaccinating captive chimpanzees to save wild chimpanzees. *Proc. Natl. Acad. Sci.* **111**: 8873-8876. 2014.

7 章

山内一也：高度安全実験施設の歴史的背景と現状．岩田和夫編：微生物によるバイオハザードとその対策．に収録．ソフトサイエンス社．1980.

ケン・アリベック(山本光伸訳)：バイオハザード．二見書房．1999.

エド・レジス(柴田京子訳．山内一也監修)：悪魔の生物学．河出書房新社．2001.

山内一也，三瀬勝利：忍び寄るバイオテロ．日本放送出版協会．2003.

Saijo M, Niikura M, Ikegami T, et al.: Laboratory diagnostic systems for Ebola and Marburg hemorrhagic fevers developed with recombinant proteins. *Clin. Vaccine Immunol.* **13**: 444-451. 2006.

甲斐知恵子：BSL4 施設の必要性：感染症の脅威に備えるために．科学．11 月号．1132-1135．2014.

おわりに

Belyi VA, Levin AJ, Skalka AM.: Unexpected inheritance: Multiple integrations of ancient Bornavirus and Ebolavirus/Marburgvirus sequences in ver-

tebrate genomes. *PLoS Path.* **6**(7): e 1001030. 2010.
Taylor D, Leach RW, Bruenn J: Filoviruses are ancient and integrated into mammalian genomes. *BMC Evol. Biol.* **10**: 193-202. 2010.
山内一也：ウイルスと地球生命. 岩波書店. 2012.

山内一也

1931年生まれ．北里研究所，国立予防衛生研究所，東京大学医科学研究所教授，日本生物科学研究所主任研究員などを経て，現在，東京大学名誉教授．日本ウイルス学会名誉会員，ベルギー・リエージュ大学名誉博士．主著：『ウイルスと地球生命』『ウイルスと人間』(以上，岩波科学ライブラリー)，『ワクチン学』(共著，岩波書店)，『近代医学の先駆者　ハンターとジェンナー』(岩波現代全書)他．

岩波　科学ライブラリー　235

エボラ出血熱とエマージングウイルス

2015年2月4日　第1刷発行

著　者　山内《やまのうち》 一也《かずや》

発行者　岡 本　厚

発行所　株式会社 岩波書店
〒101-8002 東京都千代田区一ツ橋2-5-5
電話案内 03-5210-4000
http://www.iwanami.co.jp/

印刷製本・法令印刷　カバー・半七印刷

ISBN 978-4-00-029635-9　　Printed in Japan